艾扬格瑜伽学院教材系列

由B.K.S.艾扬格的女儿担任体式模特

内在之美，
内在之光

Inner Beauty, Inner Light

[法] 弗雷德里克·勒博耶 著

姚阳　马佳勋　译

U0244007

YOGA

大连理工大学出版社
Dalian University of Technology Press

简体中文版 © 2023 大连理工大学出版社
著作权合同登记 06–2023 年第 03 号

图书在版编目（CIP）数据

内在之美，内在之光 /（法）弗雷德里克·勒博耶著；姚阳，马佳勋译 . -- 大连：大连理工大学出版社，2023.9

书名原文：Inner Beauty, Inner Light

ISBN 978–7–5685–4512–9

Ⅰ.①内… Ⅱ.①弗…②姚…③马… Ⅲ.①孕妇—瑜伽—基本知识 Ⅳ.① R793.51

中国国家版本馆 CIP 数据核字 (2023) 第 123579 号

出品：龙象（广州）文化科技有限公司

内在之美，内在之光
NEIZAI ZHI MEI, NEIZAI ZHI GUANG

大连理工大学出版社出版

地址：大连市软件园路 80 号　　邮政编码：116023
发行：0411-84708842　邮购：0411-84708943　传真：0411-84701466
E-mail：dutp@dutp.cn　　　　URL：https://www.dutp.cn
大连图腾彩色印刷有限公司印刷　　　大连理工大学出版社发行

幅面尺寸：140mm×210mm　　印张：7.75　　字数：207 千字
2023 年 9 月第 1 版　　　　　2023 年 9 月第 1 次印刷

项目统筹：刘新彦　　　　　　　责任编辑：张　泓　李舒宁
责任校对：白　璐　　　　　　　封面设计：冀贵收

ISBN 978-7-5685-4512-9　　　　　　定　价：88.00 元

本书如有印装质量问题，请与我社发行部联系更换。

献给：

瓦尼塔及其父亲 B.K.S.艾扬格

所有女性
所有母亲
所有那些选择经由她们降生的孩子

序　言

作为一名习练瑜伽的学生，能有缘结识弗雷德里克·勒博耶博士并为他的作品《内在之美，内在之光》作序，我感到很荣幸。当他成为一名瑜伽习练者时，瑜伽便将我们联系在了一起。他很快就意识到瑜伽体式和呼吸练习的功效，并决定将它们介绍给正处于孕期和即将分娩的女性。虽然我们来自东方和西方两个不同的世界，对文化和教育有着不同的看法，但有一件事却是相同的——关心孕期女性的健康和孩子未来的成长。

在我到欧洲访问期间，勒博耶博士看到我教授孕期女性习练瑜伽，他便与这些女性交流来了解她们的真实体验。在对这些孕期女性的瑜伽习练体验足够信服之后，他著成了此书。当了解到我的女儿瓦尼塔即将迎来她的第一个宝宝时，他便飞到了印度浦那，为她拍摄瑜伽习练的照片。

勒博耶博士的表述很恰当，瑜伽不是一种枯燥的哲学，而是一种具有行动性的哲学。此外，它还是一门艺术和科学。习练瑜伽有益于身体、感官、头脑、智性、理性和意志。

在习练体式或呼吸法时，人们无法忽略它带来的愉悦感，那是一种鲜活的体验。一个被完美呈现的体式传达着瑜伽的全部意义和万物的全然合一。就像将珍珠串成项链来尽显其美一样，正确地完成一个体式或调息法，身心便会融为一体。

勒博耶博士以一种对瑜伽真切的领悟，小心地将读者一点点地带入体式的要点，并通过这些要点来引导读者。本书语言简单易懂。这种风格将启迪和激发读者，点燃她们对瑜伽习练的兴趣。

正确的身体姿态关键在于双脚。一个健康的身体为心灵的健康成长提供了基础。孕期母亲的身心健康为孩子的身心成长提供了肥沃的土壤。通过教授她放松的艺术，瑜伽可以使她的身体保持轻盈，缓解神经和精神上的紧张。体式和呼吸技巧的习练带来了扩张和伸展，因此，在母亲的腹部为宝宝创造了空间。特别地是，有一种自由和喜悦的感觉，一种温暖和爱的感觉。

　　如果《内在之美，内在之光》这本书能够帮助母亲们按照书中给出的例子全身心地投身到习练当中，我将对曾为这本书作序感到无比荣耀。

B. K. S. 艾扬格

目　录

说　明

瑜伽体式不仅仅是身体的锻炼。

瑜伽不仅仅是一种改善健康状况的运动体验，尽管毫无疑问，它会有益于健康，甚至睡眠。

瑜伽也不是一项体育运动，因为它不存在任何表现精神和竞争精神的因素。

在瑜伽中，你面对的只有自己，你所有的那些执拗和僵硬，所有的那些抗拒。

瑜伽更不是可供你消遣的一项娱乐活动。

瑜伽是一种完整的生活方式，而体式只是它的一部分。

瑜伽和它的体式像一种强大的"药物"。因此，它们有益于创伤、疾病和心灵。但它们同样容易带来伤害甚至破坏。

你不能试图仅凭自己来习练体式，不能仅凭看这本书来习练。

也就是说，"跟着老师习练是必要的"。

除非你能够正确地理解这一点，否则结果可能会是灾难性的。

此外，你可能还会忽略瑜伽习练中很关键的一点，那就是老师和学生之间的关系。

一名老师，不仅仅是一名教练。

身心是合一的。瑜伽对两者都有影响。

因此，一名优秀的运动员或者一名技艺高超的杂技演员与一名瑜伽老师是不同的。

由于瑜伽会影响你的整个身心状态，你的老师必须要了解那些身体和精神上必然会出现的变化。

他不仅应了解关节、肌肉和骨骼，还应了解心的状态。

他不仅应熟练掌握体式，还应是一个品德高尚的人。

完全坦诚和真实，全然无私，在生活中时刻践行着不求满足个人欲望的原则。

他一定是一名心灵导师。

你可能会急切地大声说，"可是我在哪儿能找到这样一名钻石般可贵的老师呢？"

确实，这样的老师并不多见。

而能够全然投入的完美学生也同样不多见。

不过，不要绝望，不要放弃希望。

老师对你的渴望可能和你对他的渴望一样强烈。

然而神奇的是，如果你的渴望是真挚的，那么这样的人就会出现。

在这一点上，为了完全坦诚，我觉得有一件事是必须要澄清的。

我确实去过印度很多次，也很幸运地遇到了这样一位独特的人。

但被我称为老师的那个人并不是我几年后才遇到的B.K.S.艾扬格。

说实话，我的老师从来没有教过我体式或者"呼吸练习"。

身与心，毫无疑问，是合一的。

但是，在印度，他们更着重于心的修习。

有一次我的老师告诉我：[1]

有什么要紧的事儿吗？

别放在心上。

那么，心是怎样的呢？

不要紧。

这不禁让我沉思……那个要紧[2]的事情。

身体层面的紧张反映出的是精神层面的紧张。

那不过是被压抑的情绪，是那些尚未解决的内在冲突的产物。

让情绪浮出水面，身体就会获得自由。

但是，那么，关于这本书呢？

在做这些体式时有什么要注意的吗？

是的。首先，这里提供了一种自我认识的方式。

这是一个奇怪的关于身与心，心与身的谜题。它们是彼此独立的还是合一的？

然而你要记住，你和老师之间的关系才是最重要的：

是对老师盲目地一味模仿，神经质一般的依赖，还是更深入的自我认识，自主学习？

俗话说：

"如果错误的人使用了恰当的工具，即便恰当的工具也会失效。

如果正确的人使用了错误的工具，即便错误的工具也会奏效。"

瑜伽体式就是这个工具。

但至于结果如何，这在很大程度上取决于谁在教你以及他为什么教你。

实事求是地说，习练这些体式能保证你获得百分之百的安全和一个完美的分娩体验吗？

不能。生活中没有这样的绝对安全。真实的情况恰恰相反。

并且，事实上，曾经发生过这样的事情，平时一直在习练瑜伽的女性却经历了不那么容易的分娩，遇到了一些意想不到的困难。

但是，是的，瑜伽习练的获益是深层次的，甚至是转变性的。

这是绝对必要的吗？

当然不是。

如果任何一位孕期女性读了这本书后说：

哦，这太让人郁闷了，除非我掌握了所有这些难以做到的体式，否则我不会有一个愉快的分娩！

于是她因此而感到失望和沮丧，那我这本旨在启迪和激励的书就真的失去意义了。

哈他瑜伽不是必须的：它只是许多可行路径中的一种。

•

序　曲

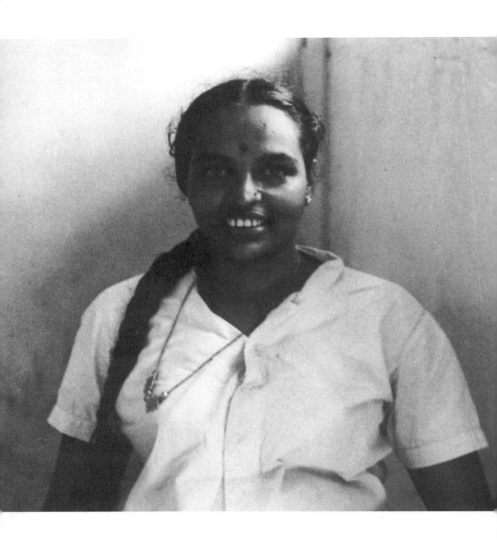

——请允许我介绍一下瓦尼塔。

——那么这就是瓦尼塔？

——是的。

——冒昧地问一下，她是谁呢？

——一名年轻女子，住在浦那。

——印度人。是的，我刚才也是这样想的。她的眼睛、头发……

——你觉得这名年轻女子有什么特别的、不同寻常之处吗？

——嗯……让我看看……坦率地说，没有。健康而开朗。是的，健康。不知可否这样说，甚至有点太健康了！当然，像她的同龄人一样，很迷人。

——没错！就是一个普通的印度女孩儿，洋溢着青春的自然魅力。

——是的。

——那么，现在，看下一页的图片，你觉得怎么样……

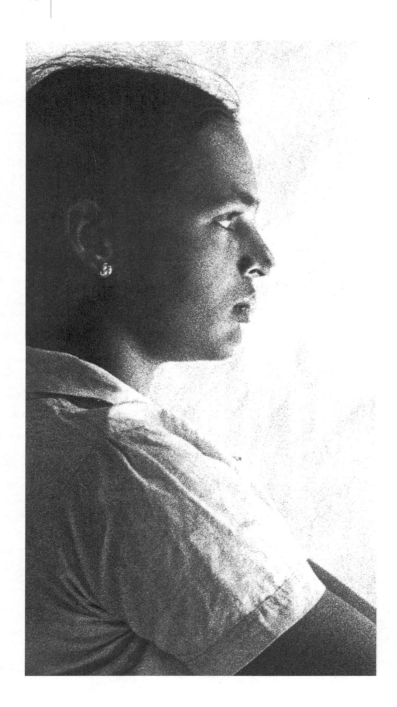

——噢！真美！美极了。或者更确切地说，她简直就是美的化身。

——是啊……

——不只是美。再让我看看。还有更多的东西。某些神秘而又令人难以抗拒的东西……

——是吗？那你觉得她同瓦尼塔有什么关系？

——你指的是刚刚介绍过的那个年轻的印度女孩儿？为什么提到她？当然没有关系了，除了她们都有眼睛、头发和鼻子……我亲爱的朋友，一个只是普通的女孩儿，另一个可是一位"公主"。

——一位"公主"……！

——你没注意到那端庄泰然的非凡气质吗？你没感受到那股力量吗？那股巨大的、无声的力量？还有那份温柔？庄重威严又不失优雅动人。两股相对的力量融为了一体。是的，我很少能看到如此庄重高贵的气质，同时又如此的质朴。你知道吗，这让我想起了中国人对至圣之人的描述。

——至圣之人？你是说，圣徒，圣人，亦或印度人所称的圣哲？

——是的，圆满
之人。

——中国人是怎么说的？

——他们的定义简明而美妙：

"内圣外王"[3]

——美妙。

——这就是他们所说的至圣之人、依循天道之人、天人。

——天人，意味着神圣的。

——我确实在这里感受到了神圣。这就是历史上那些伟大的艺术家们一直试图去捕捉并在石头、青铜器、木头、瓷器和绘画中呈现的东西。我从未见过它被表达得如此精妙，如此生动鲜活！这里没有单纯的想象，没有头脑的幻想，没有空想。因为，显然，这是

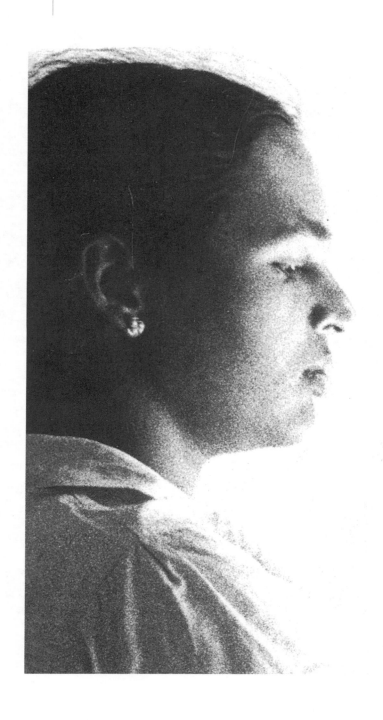

某人的照片。

　　——内圣外王，是的，就是这种感觉。可是，就像你刚刚说过的，这和瓦尼塔毫无关系？

　　——毫无关系。

　　——好吧，抱歉让你迷惑了：这位天人与瓦尼塔其实是同一个人。

　　——天呐！这怎么可能！

　　——确实令人难以置信。然而……事实就是如此。

　　——但是……这是怎么做到的呢？这里面有什么把戏？

　　——这不是什么把戏。

　　——当然。我怎么能说是"把戏"呢？这里有某种庄严而深邃的东西，来自生命深处的某种东西。这是内在之美，内在之光。是的，这散发向四周的闪耀光芒，这沉静……这自信，这安然流淌着的威严和平静……但背后的奥秘是什么呢？

　　——就是努力去做。

　　——努力去做！

　　——努力去做。至少在开始的时候。

　　——我不太理解。

　　——这个奥秘很简单。它的名字叫作放松。

　　——放松！仅此而已？没别的了吗？

　　——仅此而已。

　　——我真不敢相信。你是说，努力去做？这难道不矛盾吗？如何能从努力中得到放松呢？况且，放松多自然、多容易啊。

　　——自然？是的。容易？不！放松绝不是一件容易的事儿。你得去学习。

　　——去学习！你能"学会"纯真吗？

　　——不，你说得没错。我这样说吧，这是你必须重新获得的东西。

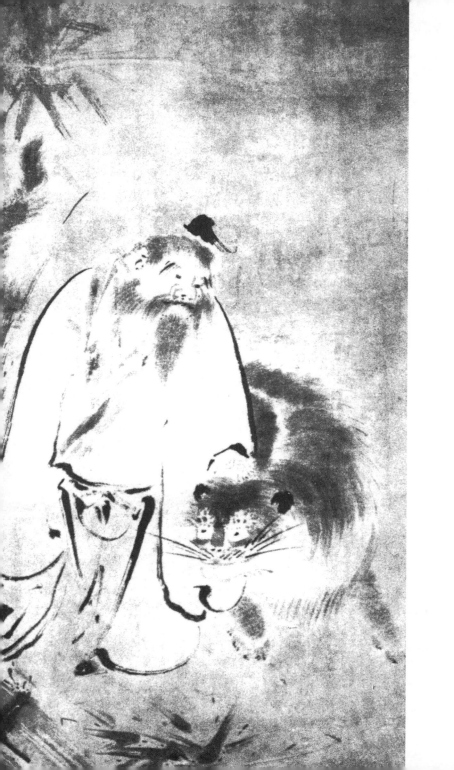

——你是说放松吗？

——你得看看是什么在阻碍你，是什么阻止了你。你必须看到那些障碍，那些打了结的地方，然后解开它们。

——我有点明白了。

——可是，既然如此，在海边的沙滩上放松岂不是很容易？想象一下，阳光明媚，微风轻拂，身旁还有一杯冷饮。而当你突然面对一只老虎的时候放松就要难得多。

——一只老虎！

——在老虎眼前还能做到神色自若是一门艺术。

——一门艺术？不可思议！这门艺术叫什么名字？

——瑜伽。

——瑜伽！当然，我听说瑜伽可以产生非凡的力量。借助瑜伽，你真的，能掌控一只老虎吗？

——当然。

——老虎……我们现在很少见到它们，不是吗？而据我所知，要想掌握瑜伽需要很长时间，学无所用的话这些时间岂不是被浪费了。

——浪费？我不这么认为。在相当长的一段时间里，我每天都会遇到一只老虎。

——是吗！当然，在印度……

——不是在印度。但让我们回到瓦尼塔的话题上。我们在讨论的是她身上所具有的某种神奇的东西。

——现在你想告诉我她正处于"出神状态"[4]吗？

——她怀孕了。

——这就是你说的奇迹？在某种程度上，这当然是。但这不过是一个很常见的奇迹。

——世界上充满了奇迹。世界本就是奇迹！可我们还一直在要求更多。

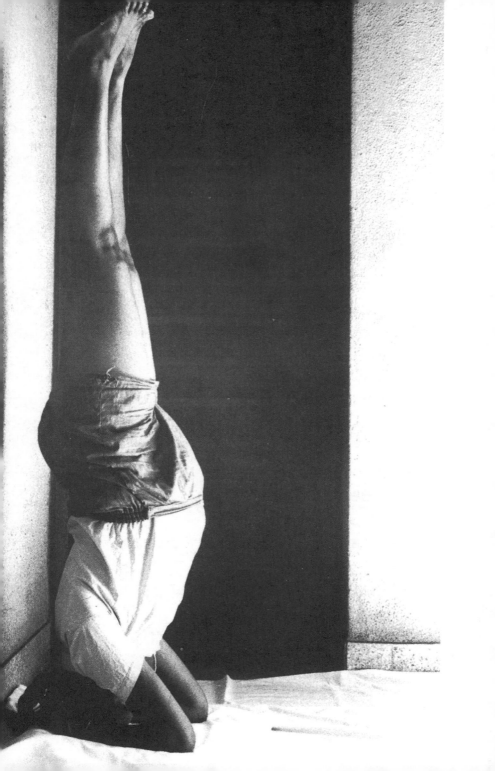

——可是她怀孕的事实和照片中的美有什么关联呢？

——你究竟从哪儿……[5]？情况恰恰相反。通过腹中的胎儿，女性接触到了生命之源。事实上，正是怀孕让瓦尼塔如此魅力四射。

——你让我越来越困惑了。不管怎样，如果瓦尼塔怀孕了，拖着又大又重的肚子，她肯定不能再做头倒立式之类的动作了。

——那是你的想法。可是看……

——噢！我真不敢相信……从肚子的形状来看，她至少怀孕五个月了，也可能是六个月。

——什么，五个月？这张照片是在宝宝出生的前几天拍的。

——怀孕九个月，还在倒立！

——不过，要知道，你不必为了成为瑜伽的追随者而倒立。瑜伽就在很简单的日常生活当中，就在坐立、起身、行走、站立这些你每天都在做的事情中。

——坐立，站立？可是……我也走着，我也坐着，我也站着啊。

——哦，是的，没错。但是，我的朋友，看看这垮塌的背，这像棍子一样硬的颈部，这紧闭的嘴唇……

——我不得不承认……我有我的问题，每个人都一样。可这里我们说的是瓦尼塔和她肚子里的宝宝……

——没错，我明白你的困惑。你觉得怀孕是个问题！但是，我的朋友，你完全搞错了！怀孕是一种优雅的状态。

——优雅的状态！

——当然。这是女性生命中最伟大、最深刻的经历。怀孕是个问题！你全搞错了。现在，你要做的就是跟随瓦尼塔，观察她的日常习练。

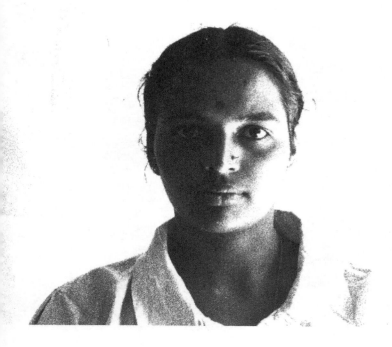

来吧，让我们见证智性之火生起 。
从一个体式，
蔓延向下一个体式。

看这双眼，
这如炬的目光。
还有这，一点一点，
开始散发和闪耀的神圣光芒。

曙光将至！
一个人的内在之光，
即将被点亮！

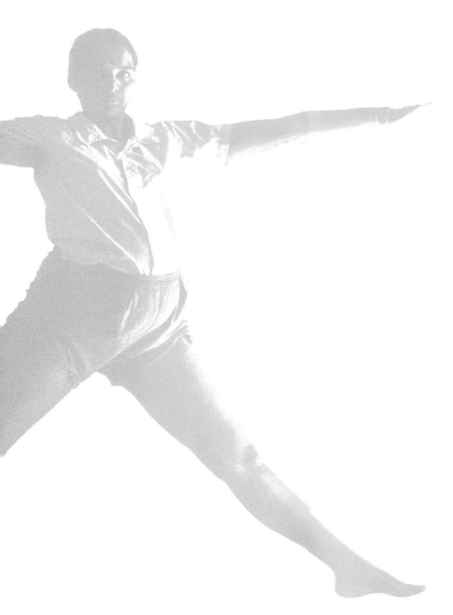

体式之王

手之所指，目之所及。

目之所及，心之所向。

心之所向，情之所生。

情之所生，味之所发。

味，即美感。[6]

我们选择了详细描述头倒立式。

当然，它不适合初学者。

相反的，无论是在身体上还是在精神上，它都是瑜伽体式习练的顶峰，因为它需要技巧和勇气，还有智慧。

而且，它既是结束，也是开始。

谁会相信一名孕期女性，带着又大又重的肚子，能够做出这样如同杂技表演般的动作来呢？

"这个瓦尼塔一定很强壮！"人们可能会这样说。

强壮？

不！

实际上，力量不是瑜伽之道。

瑜伽是柔和的方式，也是智慧的方式。

事实上，这就是我们选择头倒立式的原因。

对于那些已经开始习练体式的人来说，从这个体式便可以看出你的瑜伽技巧以及你对瑜伽的理解是否正确。

是的，或许你在孕期的前几个月还可以熟练地习练这个体式。

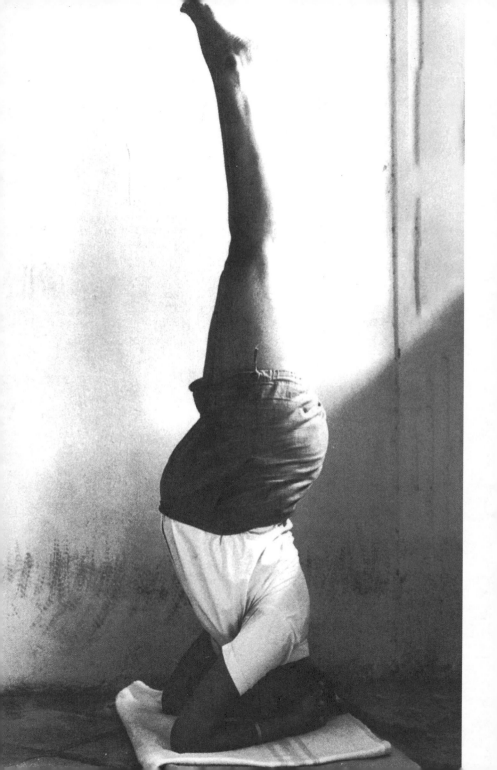

然后，到了第五个月左右，你就不得不放弃它。

"我现在太重了。况且，这可能对宝宝不好。"

不，不!

直到你快分娩之前，都可以尝试习练此体式。

但是你的习练是错的。

你在使用肌肉的力量。

这绝不是瑜伽的方式。

头倒立式是一个严峻的考验。

那么初学者呢，刚开始习练瑜伽的女性呢?

显然，她们绝不会尝试做这个体式。

那她们是否要跳过这一章呢?

不。

让她们主要看照片。

她们会错过很多细节，但当她们的习练成熟时，她们会看到并理解这些细节的。

然而，即使是现在，那种圆满、平衡、优雅，那种美，她们也绝对不会错过。

就让这些美去激发她们吧!

开始即是结束，

结束即是开始。

头倒立式 (Śīrṣāsana)

进入体式

试着找一个没人打扰你的地方。

如果可能的话，尽量找一个只用来让你每天习练瑜伽的地方。

保持这个地方的整洁。

在你进入这个地方之前，清洗手脚，

并使自己安静下来。

将一条折叠的毛毯放在你面前的地面上。

可以使用厚实一点的棉质毛毯或者羊毛毯。但是，请绝对不要使用涤纶毛毯或者尼龙毛毯。

站起来，双脚并拢。

然后，慢慢地，跪下来。

你的膝盖会碰到地面，然后坐在脚跟上，双手轻轻地放在大腿上。

停顿片刻。觉察你自己的意识和身体。

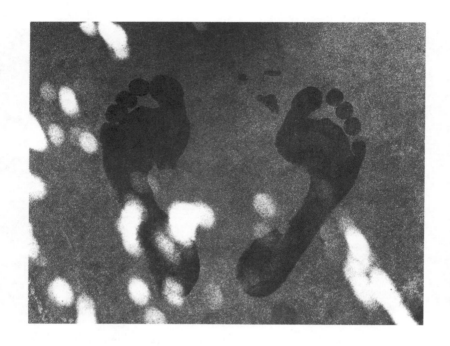

你即将踏上一段漫长的旅程，
一次"朝圣"之旅。
就像任何即将远行的人一样，
在离家之前，
你会驻足片刻，并坐下来待一会儿。

是的，觉察你的身体。
但更要觉察你头脑中发生的一切。
而且既然说，瑜伽既不是一种娱乐，也不是一种运动，那么就
带着深深的崇敬之意开始这段旅程吧。

现在，让我们开始。
双手在胸前合十。
交扣手指，双手形成一个类似小帽子的形状。
但并不是要将这顶小帽子戴到你的头上，
而是要将你的头放到它的下面。
将人们通常做的事情反过来。
然而，这就是瑜伽……

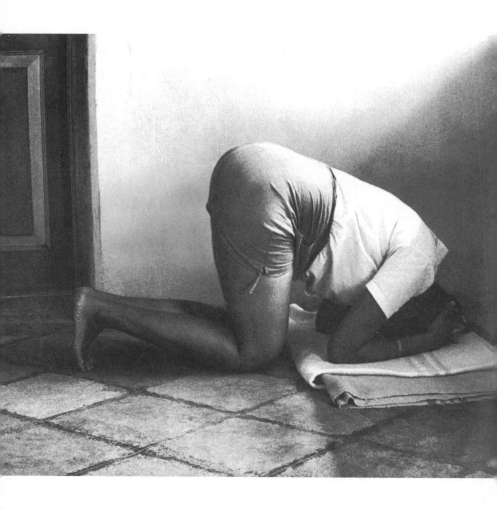

现在，非常缓慢地前屈，让双手碰触地面。

小臂和手肘随之落地。

当然，你的头也会落下来。

你要有条不紊地做，

饱含着深情。

不仅仅是身体，你的整个身心都在前屈，让步。

这是一种谦卑的姿态。

瑜伽似乎在说：

"你想要享受将自己提起来的那种感觉吗？

先俯身下来。"

然后你就在那里，带着一种全然的谦卑，像一个祈求者。

而同时也要非常留意你的身体，非常敏锐地觉察所有与地面接触的部位：

脚趾和膝盖是一部分。

双手、小臂、手肘的外侧是另一部分。

它们就像一座桥的两根柱子，柱子上方的身体就是那桥拱。

挂在这座桥上的，是你的大肚子。

宝宝，在里面，

像"小王子"或者"小公主"一般，

和你一起旅行。

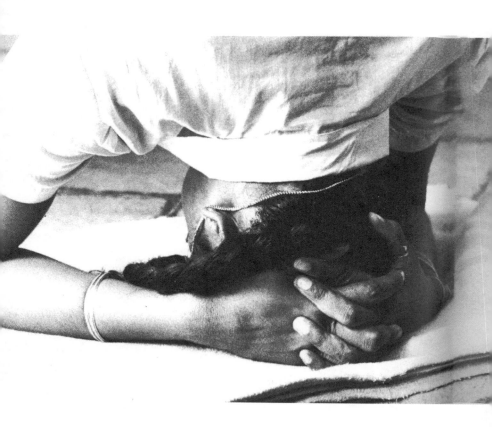

　　将手和头完全调整好，你身体的重量很快就要落在这上面了，所以它们是这个体式结构的关键。

　　如果你这位"国王"的宝座不稳固，那么当你"登基"的时候你要坐在哪儿呢？

　　瑜伽教给你精准和觉知。

　　因此，要非常小心地去调整这个结构。

　　你可以看出，这是一个三角形。

　　头和手的结合处是顶点。

　　小臂是两条边。

　　要确保两个手肘是完全对称的。

　　不是头顶落地，而是头顶稍微向前一点的位置与地面接触。

　　接触，

　　也就是说，身体的重量不是只落在头上。

　　那对颈部会非常危险，

　　并且你会错过这个体式的关键点。

　　身体的重量要均等地落在三个点上：

　　头和两个手肘。

　　由于小臂要非常用力，所以手指要交扣得十分紧实。

　　现在，一切都为你向上起身做好了准备。

　　你要做的只是将双脚向空中抬起。

　　只是……

　　说起来容易做起来难！

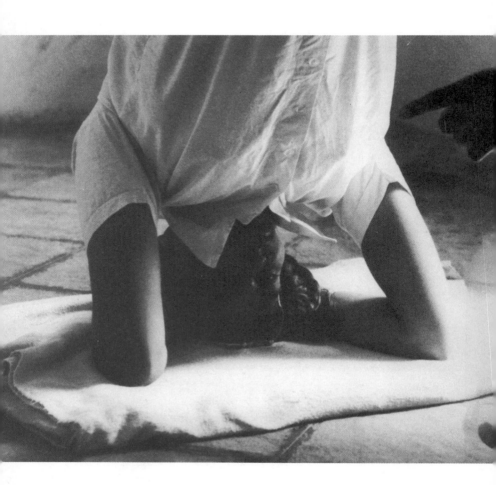

　　正如真理只有一个，而谬误却多得数不清。这里会出现很多错误的做法。

　　比如，一个很自然的冲动可能是你会将脚甩向空中。

　　这个做法可能会管用。

　　有百分之一的机会你能倒立，

　　可保持在体式中的机会就只剩千分之一了。

　　下一刻，你可能就会发现自己平躺在地面上，并很可能扭伤了颈部。

　　不。

　　不是这样向上跳的。

　　瑜伽教你不要跳。

　　况且，你不是一个人。

　　因此，请务必不要跳！

　　那么，该怎样做呢？

　　如果你非常非常强壮，你可以试试使用你的肌肉力量。

　　非常用力地推手肘，并同样非常用力地拉颈部，你的腿可能就抬起来了。

　　你只能在怀孕的前几个月这样做。

　　一旦你的肚子变得又大又重，这样做就不行了。

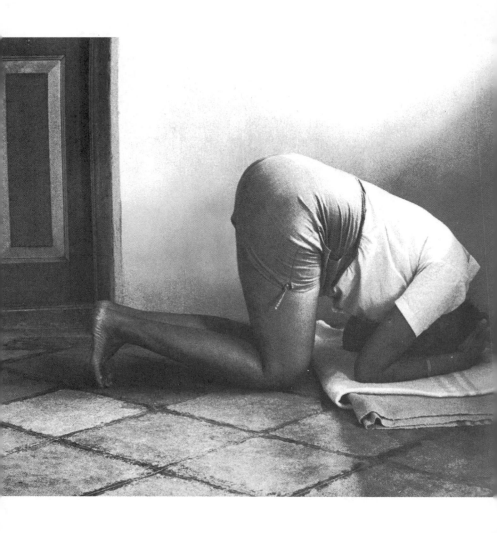

那时又该怎样做呢?

那就不能用力量，而需要用智慧了。

还需要灵活和平衡。

可以说，现在你的身体是折叠在一起的。

你将要把身体展开，一点一点地，

从一个平衡点到下一个平衡点，再到下一个……

毫不费力地。

但保持高度的敏感。

敏感就是智慧。

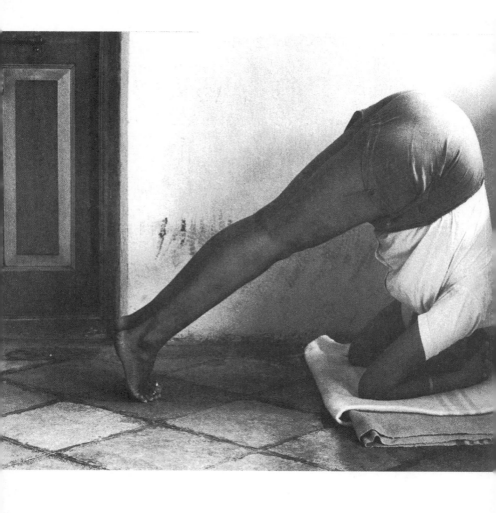

只需要通过双脚推地来伸展双腿。

在数到"一"时短跑运动员会做什么？

唯一不同的是在这里你要同时伸展双腿。

通过这个简单的动作，你已经将身体最重的部分，你的躯干，带到了垂直角度的一半。你已经将自己从完全水平的姿势中拉出来了。

路走了一半，工作也完成了一半。

然后，再次推双脚让它们完全伸展。

之前双脚和腿呈直角，现在它们呈一条直线。

你就要做到了，已经非常接近垂直的位置。

保持颈部自由，牢牢地压住手肘。

你做到了！

你的躯干现在完全垂直了。

想要去高处，首先需要一把梯子。

噢，那我在哪能找到这把梯子呢？

就在这里！你的背就是这把梯子。

但为了爬上去，你需要先将梯子立起来。

这不正是你在做的事情吗？

现在你想将工作做到完美。你想让梯子绝对平衡、绝对垂直，

那么就再轻轻推一下你的脚和手肘，

沉重的臀部刚好越过了你新的重心[7]（位于你的头部）。

一边是你的臀部，

另一边是你又大又重的肚子。

整个结构处于完美的、毫不费力的平衡之中。

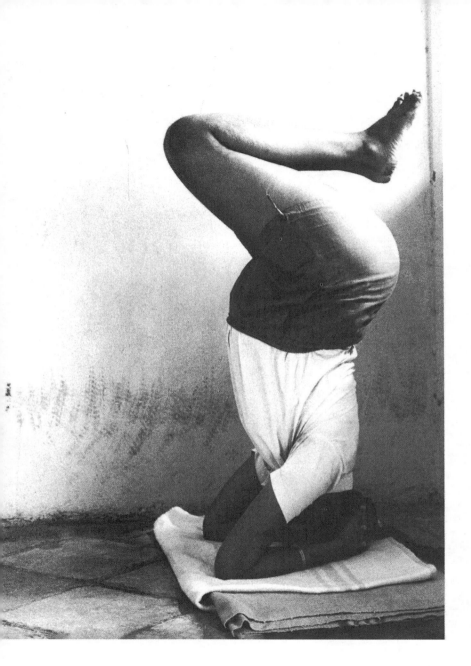

你的双腿原本极度沉重，此时则好像失去了重量。

你所要做的就是将双腿折叠起来，并将它们向上伸，要非常小心，不要改变身体的平衡。

一旦折叠双腿，就让脚跟再次触碰臀部：停在这里。

检查一下你的平衡。

务必确保头和双肘的压力均等。

这点非常重要，因为正如我告诉过你的，身体的重量绝不能只落在头部，那对你的颈部会很危险。

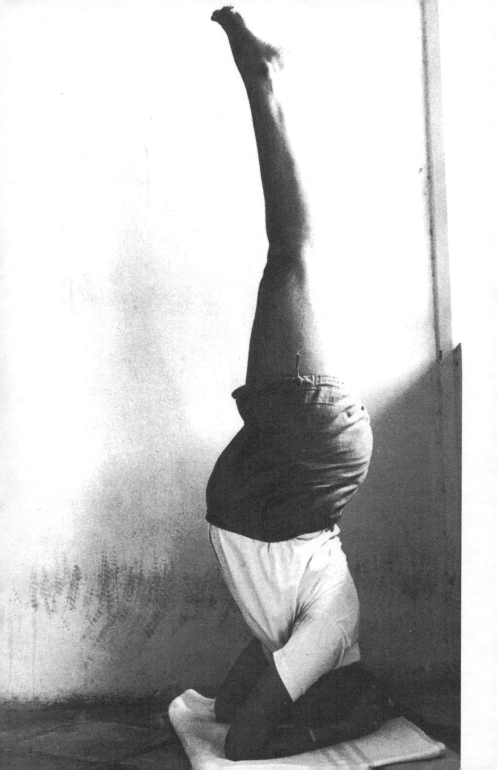

现在，伸直双腿吧！

让双脚毫不费力地，沿着这条直通头部的完美垂线向上。

是的，毫不费力！

这是一种遍布全身的愉悦的伸展。

这难道不优雅吗？

你使用肌肉力量了吗？

这难道不是纯粹的智慧吗？

你观察过鸟儿吗？它们是怎样起飞的？

它们摇摇晃晃地大张着翅膀起跑时，是多么地沉重，多么地笨拙？

然而在某个几乎察觉不到的神秘时刻，它们便不再挣扎了。

它们飞起来了。

它们不再跑动了。

爪子一动不动地垂落着，然后很快便消失了。

从一个世界到了另一个世界，鸟儿现在已经休息在自己的翅膀上了，不再依靠大地，而是凭借清风。

这一切是在何时发生的呢？

没人说得出。

眼睛当然无法捕捉到这些。它是如此地微妙，如此地迅速。

而且，可能，这超越了时间。

是的，从一种境界到另一种境界：

沉重、笨拙、挣扎，

却突然间，变得轻盈、优雅、自由，

御风而行。

这不正是你在经历的吗？

你是否相信飞毯就近在眼前，
而你也可以迎风飞行？

保持体式

任何体式都有三个阶段，三个步骤：
做出这个姿势，进入体式；
维持这个姿势，保持体式，享受体式；
离开这个姿势，复原，退出体式。

"进入体式"，如何攀登这座艰险而令人生畏的山峰，我们已经了解了。
现在让我们看看"保持体式"是怎样的感受。
"保持体式"会是怎样的体验呢？
山顶的空气是怎样的？
山顶的风景真的那么壮观吗？

毫无疑问，那感觉十分美妙。
但是这种美妙会持续下去吗？
一旦"我做到了！"这种令人激动不已的感觉消失了，又会发生什么呢？

全身开始摇晃、摆动。
然后，当然，你会尝试去控制身体，

收紧髋部、膝盖，还有脚。

收紧这里，收紧那里。

你不但没有放松下来，反而不断地收紧再收紧，让原本平静自如的肌肉也开始加入这场战斗。

可你越是收紧身体，身体晃动得便越是厉害。

然后，当然，你越试图对抗……便会越多地收紧。

可怕的恶性循环。

轻盈啊，自由啊，你们在哪儿？

这痛苦会持续多久？

这完全取决于你的勇气、你的忍耐力、你的意志力，还有你的自尊心。

既有精神上的因素，也有身体上的。

但这两者都不能阻止这个令人感到悲哀的结局。

在彻底的绝望中，你屏住了呼吸。

然后，当然……

整个身体垮塌了，跌了下来。

探险之旅结束了。

你有一种深深的解脱感。

但你的体式结构没有经受住时间的考验。

这是瑜伽吗？

当然不是。

一定是哪里出了问题。

要勇敢，要坚韧，要有忍耐力，

是的，这些是必要的。

但瑜伽是一种智慧的方式，而不是要去培养勇气和忍耐力。

既然在这一点上有这么多的困惑，那就让我们尽量把它搞清楚。

做体式时你会遇到疼痛，

但你必须接受它。

但疼痛究竟是什么？

一种惩罚吗？

当然不是！

哪有什么要被惩罚的呢？

疼痛只是要告诉你：

"哪里出了问题。"

而这个"问题"是你必须改正的。

并且你是第一个收到这个信号的人。

疼痛只是一个信号、一个警报。

警报响起时你会做什么？

你只是坐在那儿吗？

"这警报声太可怕了。但一个人必须勇敢、忍耐。"你会这样说吗？

你难道不去看看它为什么会响吗？

也就是说：当疼痛出现时，接受它，不要逃避。

疼痛本身没有价值。

它毫无用处。

它只不过是个警报。

它想让你知道……

现在，我们搞清楚了。我再重复一遍：当疼痛出现时，接受它。

这不是为了惩罚自己，

也不是为了磨炼自己，

而是为了要看到。

认识就是自由。

而如果你不曾面对疼痛、品味疼痛、与疼痛同在，你又如何认识它呢？

如果你不先接收信号，你又如何读取它呢？

如果你只是咬紧牙关，闭上眼睛，勇敢地面对，

这永远、永远不会帮助到你。

问题只会被拖延。

如果你非常非常地勇敢，问题可能会被永远拖延下去！

这样的话，好吧，你品味一下疼痛，你看看它。

疼痛在那儿吗？

是的。

它到底在哪里？它到底是什么？

它是……紧张。

紧张就是疼痛，疼痛就是紧张。哦……

那么，要做些什么？

用紧张对抗紧张吗？

这是我们通常做的事情。

但对抗在这里是错误的。

用紧张对抗紧张吗？

不！

请你接受它，并向疼痛敞开大门。

是的，疼痛之所以存在，只是因为你内在的某些东西还在试图抗拒它。

请你向它敞开大门，完全地接受它。

让这里只剩下纯粹的疼痛。

然后一个奇迹发生了：

身体不断地打开……打开……

一个深长的呼吸像海浪一样到来，

它流经整个身体，让你感到前所未有的充盈和舒展。

然后……疼痛消失了。

刚才所有的紧张也都消失了！

如果你逃跑了，这一切怎么会发生呢？

如果你像往常一样，试图用紧张对抗紧张，那这一切又怎么会发生呢？

这难道不是一个十分、十分深刻的教训吗？

此外，你注意到了吗，我们倾向于关注错误的地方。

当身体开始摇晃、摆动的时候，你试图通过收紧腿和脚来控制身体。

你试图从上面去控制。

然而，可能的是，根基出了问题：头、手、手肘。

当一棵树生病时，你会对变黄的叶子进行治疗吗？

相反，难道你不该去检查一下树根吗？

我们总是查看树叶。

这不是完全的误解吗？

错误的……下面的……站立。[①]

[①] 误解一词的英文为"misunderstanding"，拆分开来，mis 常作为英语单词的前缀，意为错误，under 意为在……下面，standing 意为站立的。因此这里原文的 misunderstanding 被作者拆分为错误的、下面的、站立。——编译者注

错误的站立。

错的是哪里？错的是……下面。

这不正是发生在你身体结构上的问题吗？

的确，文字知道一切，并说明了一切！

根基。

为什么金字塔还耸立在那里？

还有希腊神庙和罗马凯旋门？

答案很简单：没有砂浆。

如果一个建筑结构是垂直于地面的，且石头是完美的方形，

那么只需通过精确的平衡和重力的作用，

石头便可以毫不费力地彼此堆叠。

无穷无尽。

既然如此，为什么还必须要使用砂浆呢？

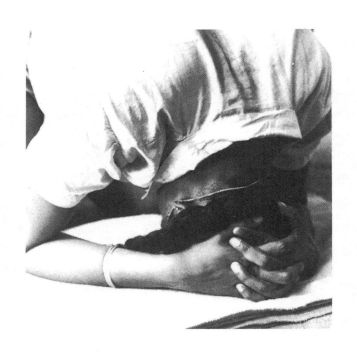

你没使用任何的智慧而只是用了"砂浆"：

收紧这里，收紧那里。

当试图维持一个错误的结构时，收紧只是一种无望的尝试。

那么，你要怎样做呢?

检查根基。

将一切都安置好。

要确保身体的重量均等地落在三个点上：头部和两个手肘。

小臂、大臂的后侧要特别用力。

手指也要很紧实地交扣在一起。

然后胸腔便打开了，

并且你开始了深长的、自然的腹式呼吸。

并不是你必须要做出深呼吸，

而是它自然发生了。

你要做的就是顺其自然，

让它流动。

六次深长的呼吸后，退出体式。

就目前而言，这已经足够了。

一点一点地，一周一周地，随着你的习练变得成熟，可以再增加一次呼吸。

慢慢来，慢慢来。

你有很多时间。

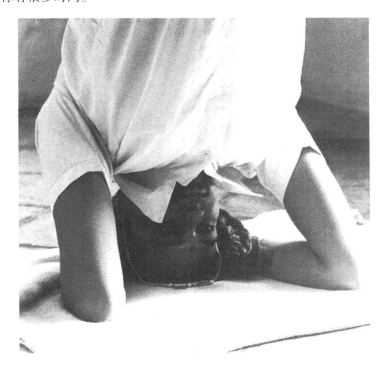

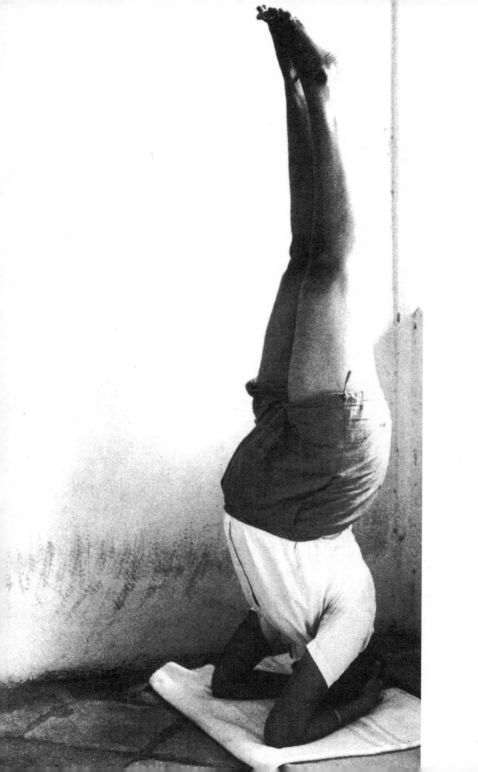

请不要有竞争的心态。

接受你的限度。不要试图超过限度。

也就是说，永远不要坚持到筋疲力尽时，不要让身体的基本结构垮塌，也不要让身体的重量全部压在颈部和头部。

不要这样做。

永远不要忘记帕坦伽利所说的：

"体式应该是轻松而愉悦的。"[8]

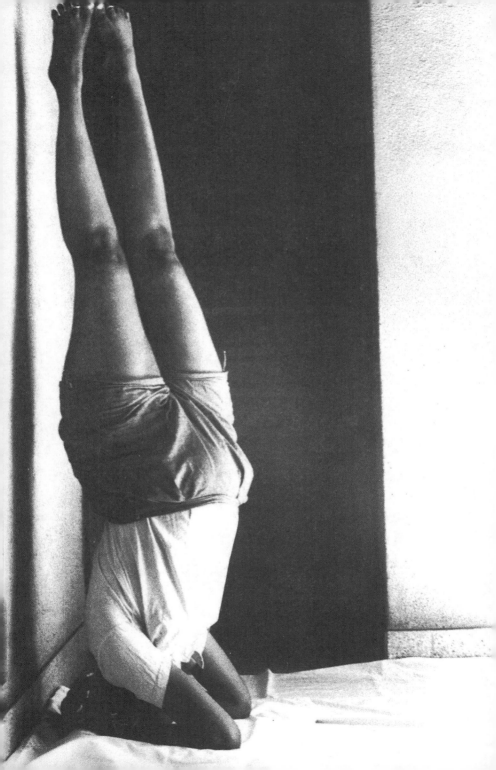

变体

这个变体仅针对高阶习练者。

那些进入体式没有任何困难，并能轻松地保持在体式中的人可以尝试做变体。

这会让你更清楚地感受到肘部的重要性和颈部自由的重要性。

以颈部为轴，轻轻下推一只手肘，同时放松另一只手肘，将整个身体转向一边。
然后，再转向另一边。

但请记住：
仅限高阶习练者习练！

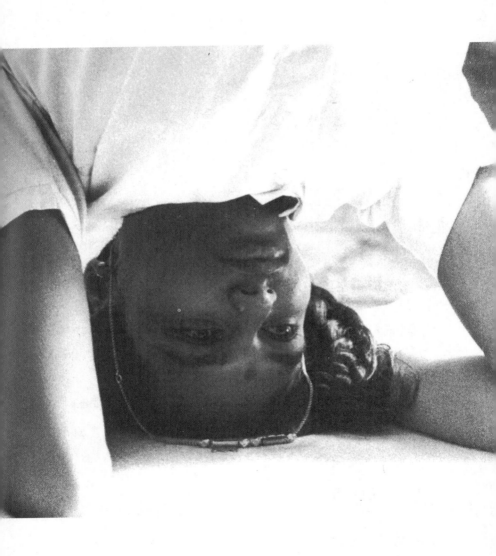

退出体式

无论飞到多高，
射向天空的箭最终都将落回地面。
你不可能永远飞在空中。
大地母亲不会任你飞翔。
而且无论你接受到了什么，你都应该回馈。
这就是规律。
所以，现在，
下来吧。

最后，但依然很重要的是，
退出体式，优雅地离开。这并不容易。
飞行员会告诉你，与着陆相比，飞行简直就是轻而易举。
是的，着陆很困难。
在那里，你精湛的技艺，将展现出来。

沿着之前的步骤依次退回，
你会再次来到你所熟知和喜爱的地方，
那些，有时，你很艰难才能到达的地方。
你再次遇见你的快乐，你的悲伤，还有你的惊喜。
但自始至终，
你的面部一直都保持着，
安静、平和、喜悦。
当然，摔落下来是不行的。

你要非常非常缓慢地下来，完全掌控着整个旅程，
完全觉知着发生的一切，
你在哪里，你要到哪里去？
跟随你的意愿从一个位置移动到另一个位置，
有条不紊地、一点一点地退出这个体式结构。

身体其他部位保持不动，
先落下双脚。
接着膝盖也随之向下，并屈膝，
你的双脚，再一次落在臀部上。
躯干仍是完全垂直的。
停在这里。

弯曲着双腿，头重重地压向地面，
（在这个位置，你可以让身体的重量完全落在头上。）
感觉怎么样？

当你做这个体式时，
肚子里的宝宝会给带来更多空间。
对这个小宝宝来说，头上不再有压力了，和你的感受正好相反。

你们俩一个头朝下，另一个头朝上，不正像扑克牌上的人
物吗？
红桃 J 或是红桃 Q？

你们两个正走在同一条路上，
朝着相反的方向。
一个走去，一个走来。
然而你们将到达并相遇在同一个地方！

一旦你看懂了正在发生的一切，
一旦你感受到了背部、颈部上的每一节骨骼，
脊柱上的每一个点，
也感受到了头部的巨大压力，并明白了其中的含义，
一旦你发现颈部的灵活、呼吸的自由和开放将这一切变得如此
简单，
却又如此丰富，如此美妙，
就落下来。
再一次，与重力一起生活。
让大地母亲，再一次，承载你。

现在你可以落地了：
下背部和颈部有一种被释放的感觉，
下半身仿佛在前屈。
保持对手肘的控制，确保每个动作都缓慢并柔和。
你的双腿展开。
双脚触碰到地面。
当膝盖落地时，再次折叠双腿。

然后，下一刻，整个身体完全落下来，臀部再次落在脚跟上。

保持头部向下！

实际上，这是极其重要的。

允许这个过程非常缓慢地进行，这样你就可以享受整个过程中的每一步。

感受深长、轻松、愉悦的气息在你的身体中流动，从臀部到颈部，将背部展开。

你以前有没有经历过如此深长而饱满的呼吸？

来吧，释放吧。放松，享受。

一切都结束了。

然后，头仍然触地，伸展双臂。

双手尽可能地向前伸展。

只有猫才能享受到的轻松和纯粹的快乐，从指尖一直伸展到下腰部。

现在，进一步退出体式，离开水平面，再次坐起来。

但同样地，你还是要慢慢来。

试着感觉这不是你在做，它只是发生了。

身体的动作从腰背部开始。

有一股拉力来自臀部和脚跟。

你的背部就像一条鞭子，

或者像一根被强风吹弯的幼竹，现在被释放了，

因为暴风雨已经过去了。

随着背部逐渐直立，双手来到大腿，并轻轻地放在大腿上。

双手来到了大腿吗？不，同样地，它们是被动地被拉了回来，

并一直非常敏感地抚摸着地面。

最后抬起来的是头，它一直保持低垂直到最后。

是的，只有当背再次直立的时候，才将头抬起来。

你就在那里，再次安静地坐在脚跟上。

休息。

不要动。

还有……

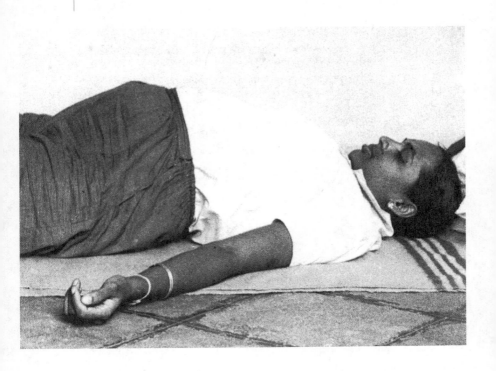

在继续习练其他体式之前，要躺下来并放松。

这一点是极其重要的。

不要平躺在地面上，

而是要使用一个枕头，就像第157页和第165页中介绍的仰卧英雄式和挺尸式那样去做。

如果对比上面的两张图片，你会发现当平躺在地面上时，你的颈部、肩膀或者胸腔都没有自由。

看看上面右图中的胸腔是如何展开的。

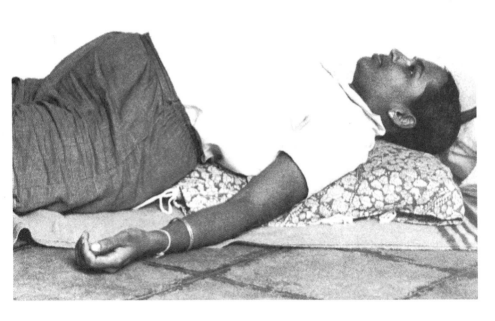

出生的感觉如何？

的确，这饱满的呼吸，

如浪潮般从腹部涌来，

令你沉醉，令你眩晕，

这不就是小宝宝，

这个我们称之为生命的，

来到无时无刻不在变化的、生机勃勃的世界时的感受吗？

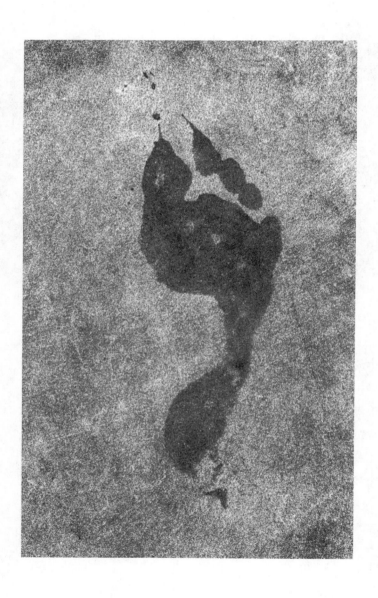

这是一段很长的旅程。
而你依然没有移动分毫。

你再次，
安然地坐在脚跟上。

从脚跟到脚趾，
距离仿佛很长。

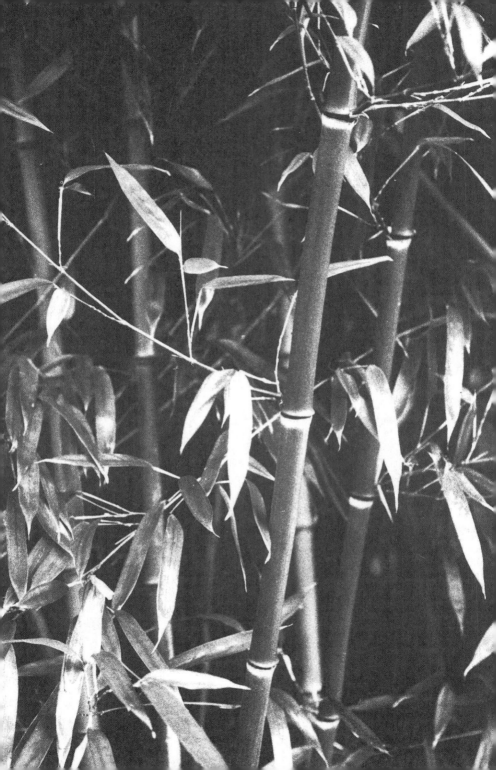

发生了些什么?

从某种程度上说，什么也没有发生。

可谁会想到，

这优雅的竹子的根，

竟长得如此强壮，

扎得如此之深?

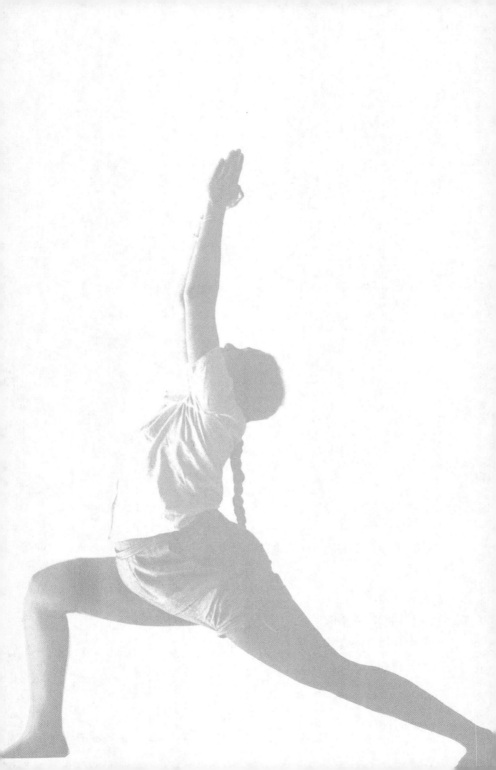

站立及倒立体式

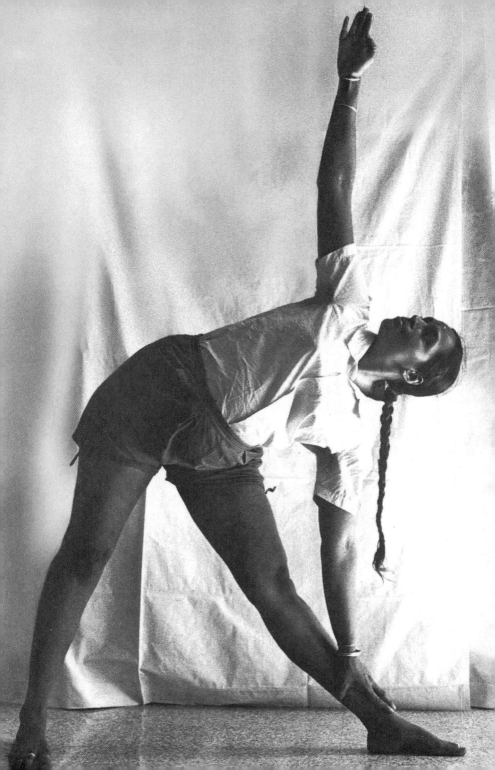

现在可以继续习练其他体式了。

稍后我们将讨论你是否需要习练所有这些体式。

三角伸展式 (Utthita Trikoṇāsana)

这是第一个你可以一直习练到孕期最后阶段的站立体式。

你可能会注意到体式中有许多三角形。

难道瑜伽不是行动中的几何学吗?

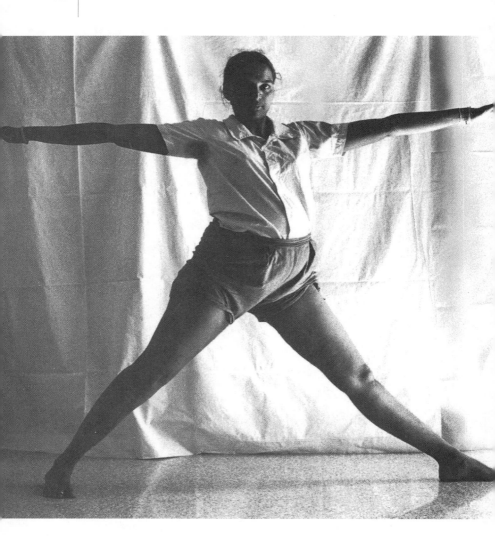

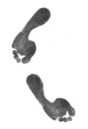

位置　1

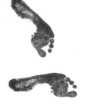

位置　2

再一次，注意双脚的重要性。

正确的站位能够保证正确的根基。

双脚分开，双腿与地面形成一个完美的三角形。

你的双脚在一条直线上。

然后将双脚从位置1移动到位置2。

你只需以脚跟为轴转动脚掌即可。

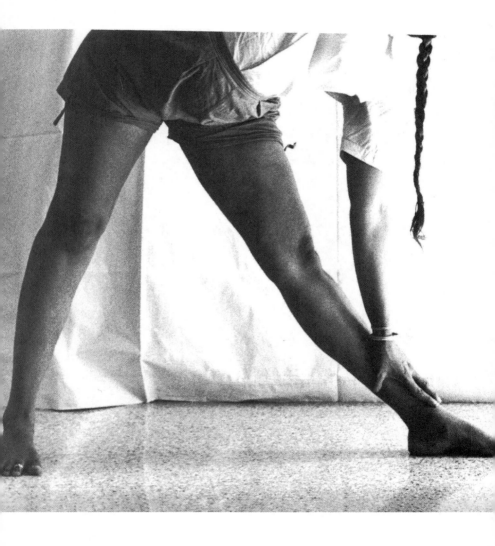

然后，保持髋部和骨盆不动，躯干开始向一侧移动。

你是如何进入体式的呢？

一下子就进入了吗？

不是的。

你要伴随着呼吸，一点点进入。

因为，呼吸是关键的。

还有意识！

当你呼气时，将意识带到下方手，让它尽可能地向下移动。

当你吸气时，将意识转移到上方手，不断地伸展，让它尽可能地向上伸展。

当你再次呼气时，再次将意识转移到下方手……

伸展！伸展！尽可能地在你的双手之间创造更多的距离和空间。

切记：

永远不应主动吸气。

它必须是被动的。

它是在呼气结束后自然发生的。

你要伴随着呼气进入体式。

在这个体式中，当你不断地向下伸展下方手时，

这个过程是伴随着呼气进行的。

当你将体内的气息完全清空时，吸气便会发生，

突然地，自发地，充盈你的身体。

"清空，清空！"瑜伽说，"给予，给予！"

因为，事实上，给予即得到。

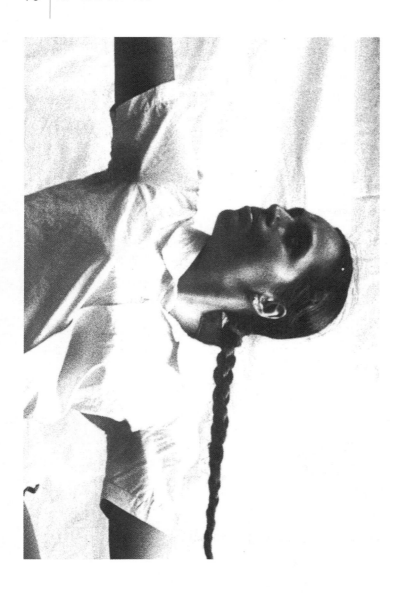

跟随眼睛的指引，将意识持续不断地倾注于上方手，有力地转头。

"手之所指，目之所及。
目之所及，心之所向。"

所以你要不断地引导你的意识，学会把它带到你想要去的地方：这里，那里……
但视线不要离开上方手。
持续地关注意识的转换，从右到左，从左到右，从下方手到上方手，再回到下方手……
永远让意识随着呼吸一起转换。
小心别让你的意识飘向空中！
是的，专注在手上！

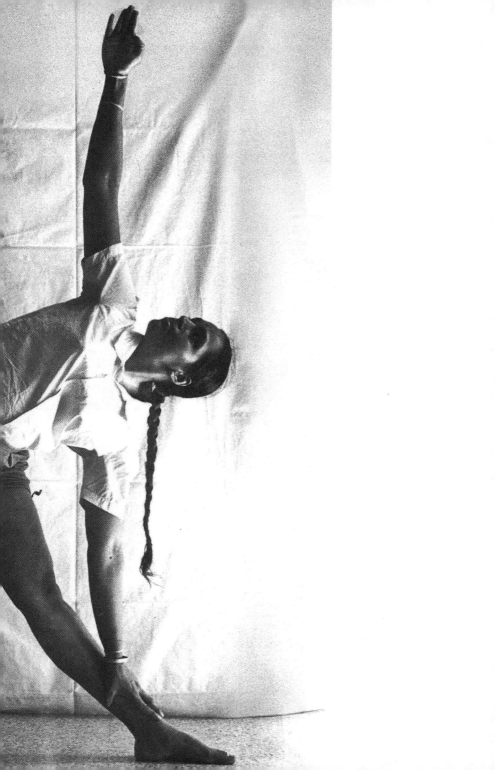

一些要点：

双腿要完全伸直，不要屈膝！

双臂要完全对齐在一条直线上，并垂直于地面。

但关键是骨盆不要动。

如果骨盆转动了，体式会变得容易得多。但同时，所有的益处也便都消失了。

为了防止这种转动，可以将身体紧贴墙壁习练。

一旦骨盆开始转动，一侧臀部就会向后拱出，

这是要避免的。

墙壁会阻止这个转动，避免错误的发生。

骨盆和臀部都要保持与双脚形成的直线完全平行。

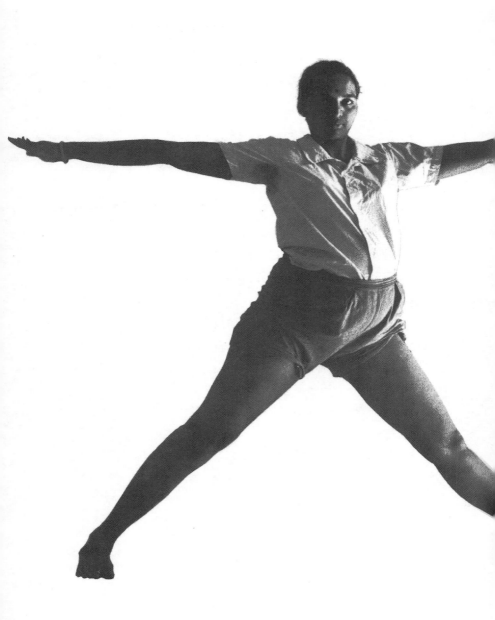

侧角伸展式 (Utthita Pārśvakoṇāsana)

这个强有力的体式你可以一直习练到孕期的最后阶段，
并且不需因你的情况做限制或者改变。

在接下来的习练中，不要忘记留意脚的位置。
感受从指尖到脚跟的伸展。
还要注意，左腿和左臂要完全垂直于地面。

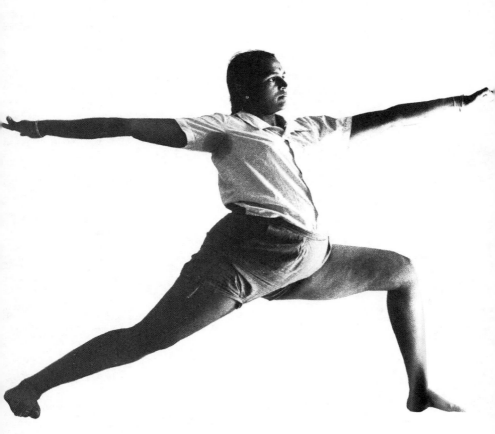

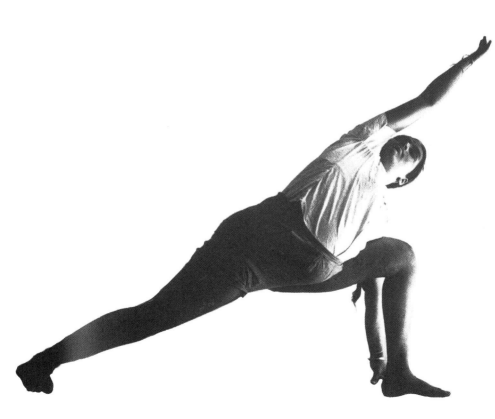

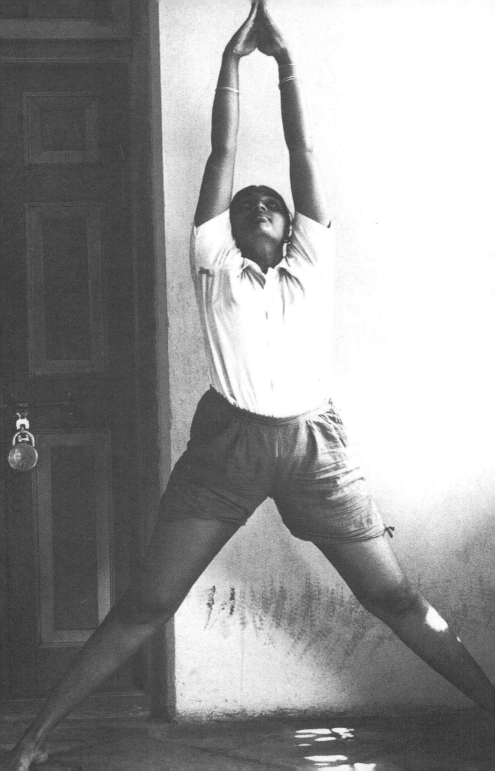

战士式 (Vīrabhadrāsana)

这个体式同样对孕期女性也没有限制。

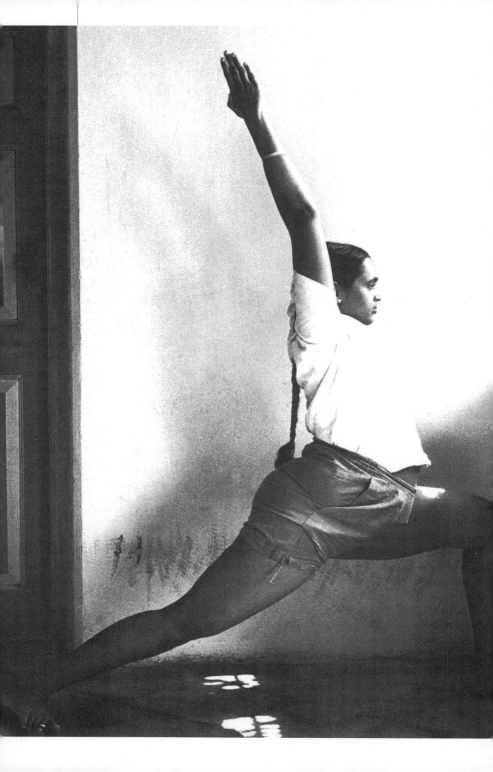

　　仔细留意，使你从开始时的准备姿势（第86页图）进入完全体式（左图）的，

　　仅仅是双脚的旋转。

　　身体的移动就是从这里开始的，

　　而且仅仅是两个脚跟的旋转。

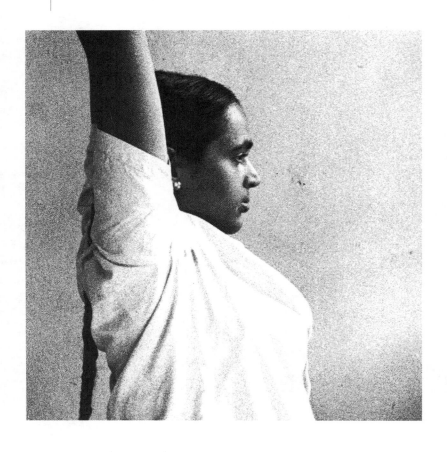

尽管这个体式是如此强烈，

面部却完全平静；

没有丝毫的紧张。

面部是身体的镜子。

事实上，你可以从面部表情看出一个人的状态。

因为瓦尼塔的身体毫不紧张，

所以她的面部便一定是平静的。

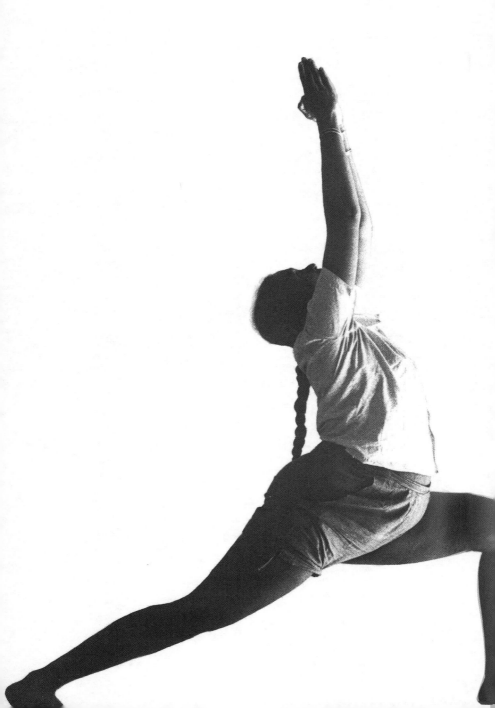

不要动，
坚持住！
只有眼睛一直向上，
看向双手……
然后，当然，头也要跟着移动。

当你吸气时，打开胸腔！
双手移动向上，
仿佛要触碰到天空！

当你呼气时，
将躯干向前移动，
用力推右脚和左膝。

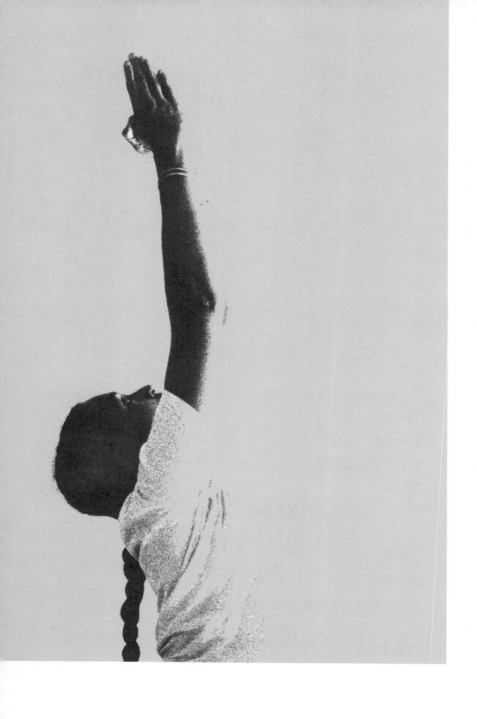

能量自下而上涌出了吗?

曙光自上而下降临了吗?

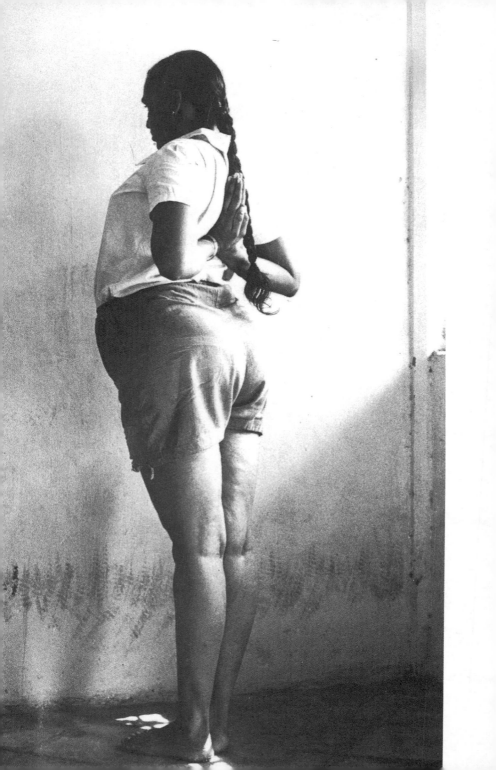

加强侧伸展式 (Pārśvottānāsana)

你只能部分地习练这个体式。

正常习练时，习练者要从后弯进入前屈，并将前额落在膝盖上。

显然，即使在怀孕初期，你也不能做完全的前屈，永远不要让前额和膝盖接触。

就满足于让躯干平行于地面的程度吧。

首先，双手合十于背后，
并有力地互推。

双手必须强有力地互推，尤其在手掌的外缘（小指一侧）处。

双手互推的同时，沿着背部，将它们向上推，尽可能推得更高。

开始的时候这样做会很痛苦。这不容易。但这却是诀窍，是这个体式的关键。

只有持续有力地互推双手并忍受这种痛苦，你才能从这个体式中获得益处。

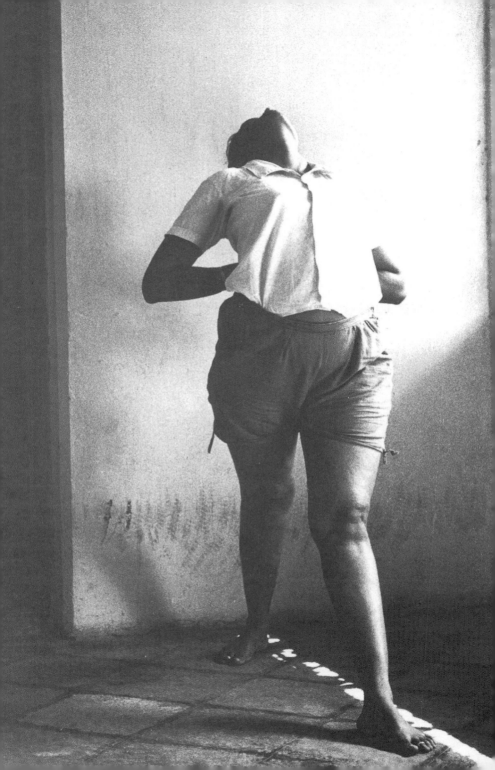

和上一个体式一样，将双腿分开，形成一个完美的三角形。

再次以脚跟为轴，旋转你的双脚，使它们保持在一条直线上。

然后，当你吸气时，将身体的重心主要落在后脚上，

身体向后弯曲。

打开胸腔，

感受胸腔和上腹部之间的空间。

接着，伸展躯干，尽量拓宽这个空间。

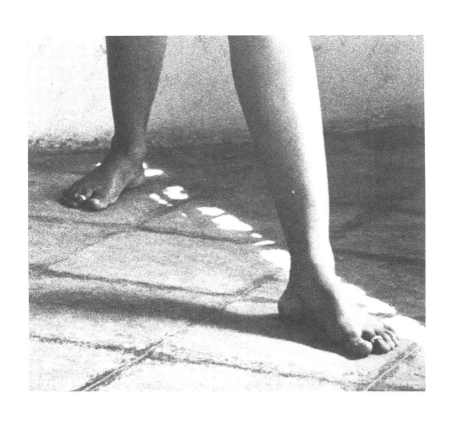

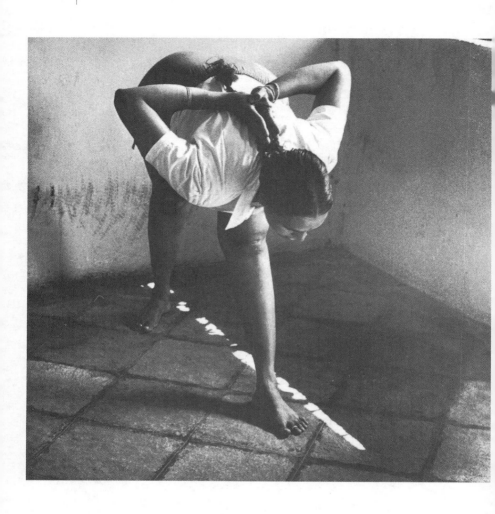

呼气时，将身体的重心从后脚移向前脚。

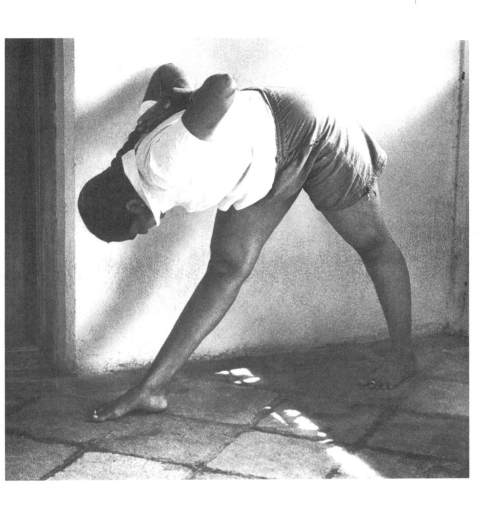

现在，将你的身体转向另一侧，

只移动你的双脚，

旋转脚跟，

双手高高地保持在背部。

由此带来的伸展是特别强烈的。

然而，你应该带着一种深深的接纳感，甚至崇敬感。

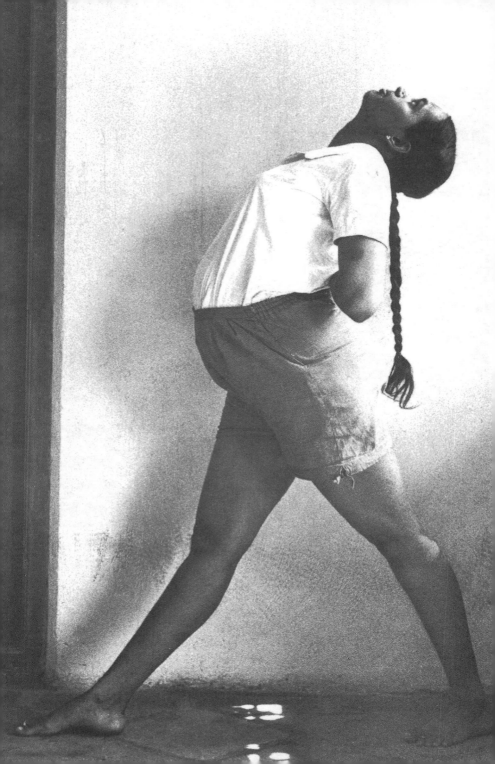

然后，慢慢地，随着吸气，
起身。
保持双手有力地互推！
感受这自然深长的呼吸的到来和胸腔的打开。

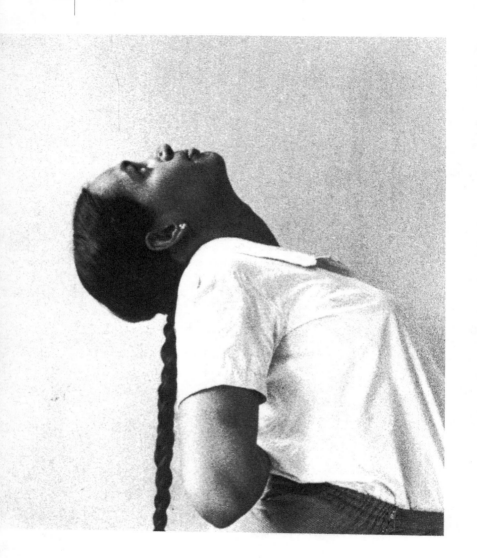

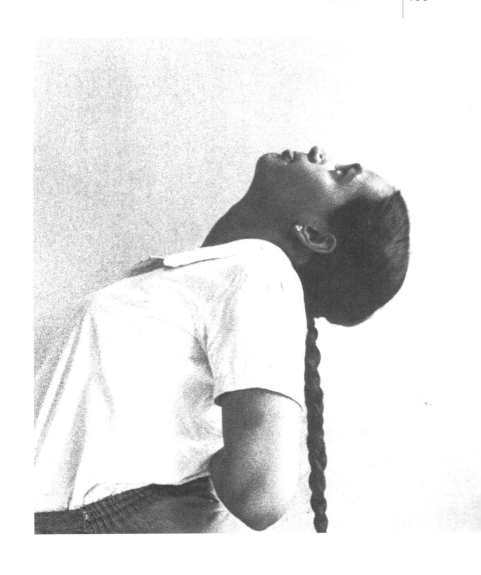

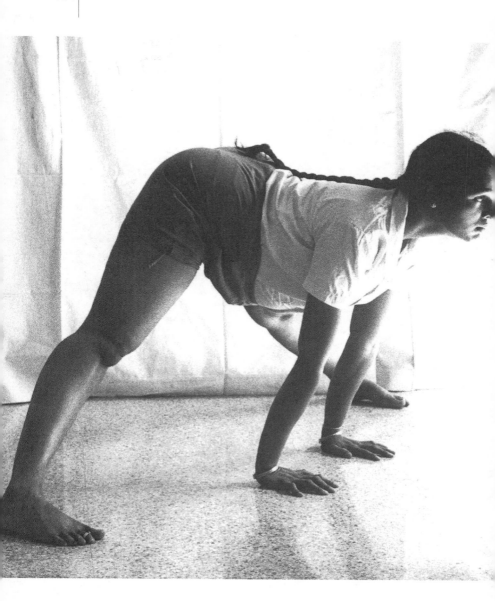

双角式 (Prasārita Pādōttānāsana)

这个体式同样对孕期女性有一些限制。

通常情况下，一旦双手落地，你就会前屈身体并将头顶向下落于地面。

你不能这样做。

孕期的任何阶段都不能做前屈！

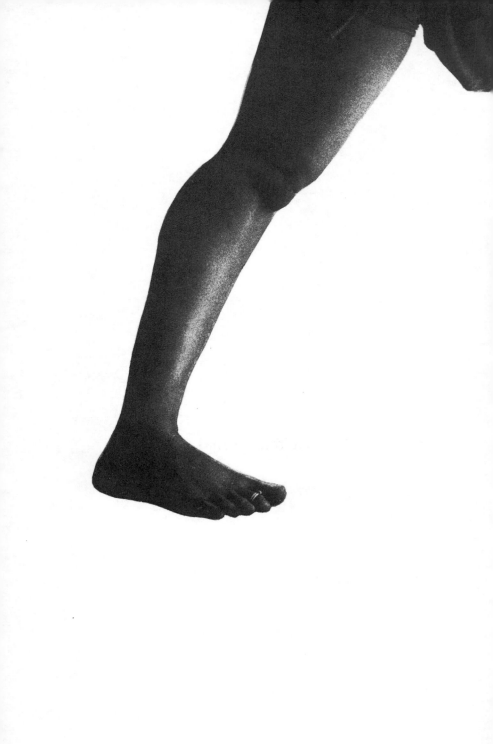

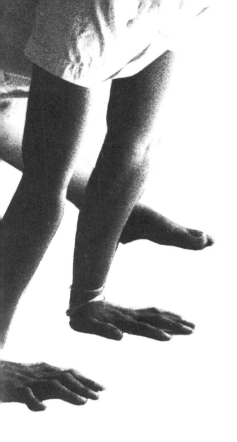

将身体的大部分重量都落在双手上，双手用力压向地面，
将双脚的外缘向外推。
同时，双手向后推，
好像要将你的身体移动向前。
抬头！

啊，老虎可能不远了！

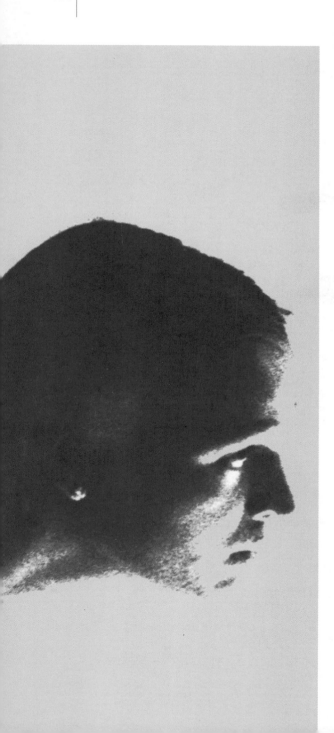

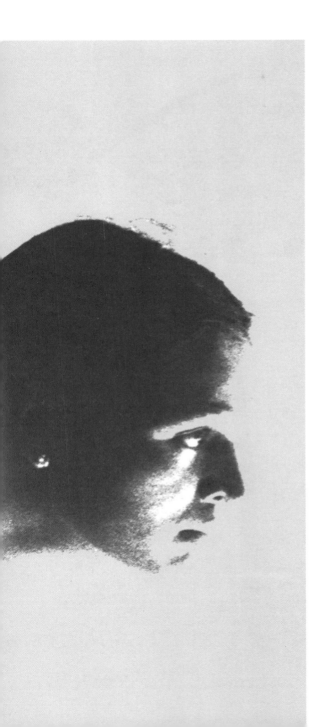

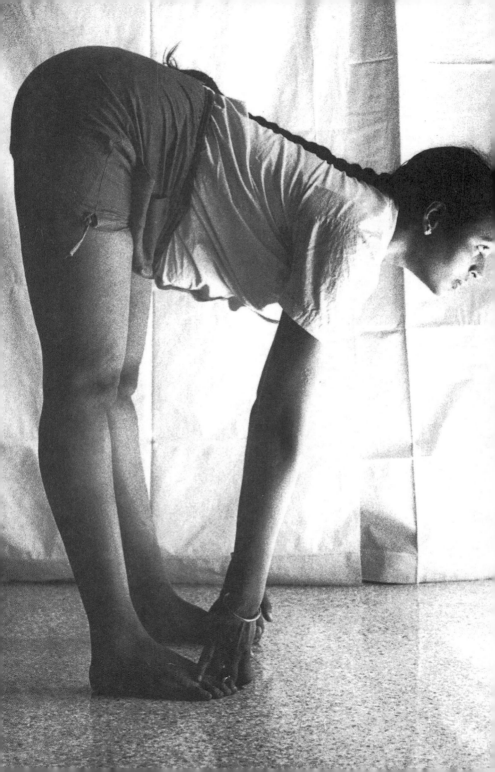

手抓脚趾伸展式 (Pādāṅguṣṭhāsana)

保持肩膀完全放松，
让双手自然向下。

双手不必触碰到双脚。
当然，如果能碰到会更好，
但重要的是，
和前一个体式一样，
在两肩胛骨中间的背部区域，
你会有种某个点被打开了的感觉。

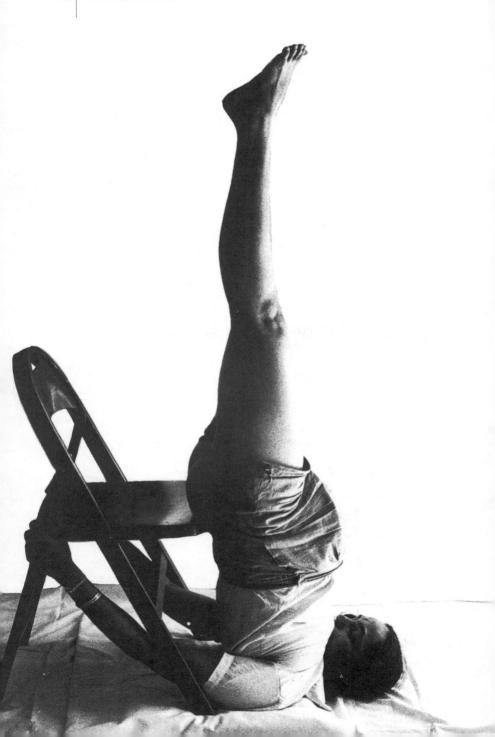

肩倒立式 (Sarvāṅgāsana)

现在你来到了另一个美妙的，且最为重要的体式。

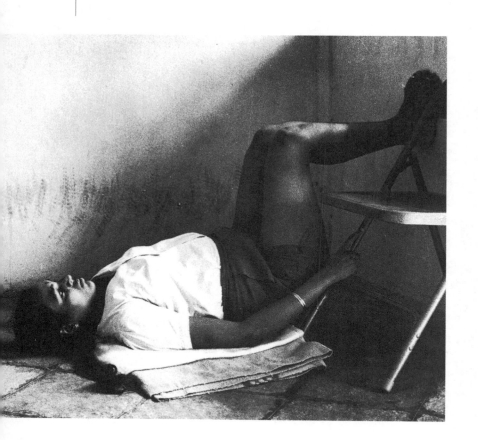

进入体式

与你在头倒立式中独立完成体式不同，因为你正处于孕期，
所以需要借助一些外部的辅助来做出这个体式。
尽管仍然是你自己在做。

你要用一把椅子（帮助双脚）爬到墙上去。
将另一把椅子放在旁边，稍后你会用到它。

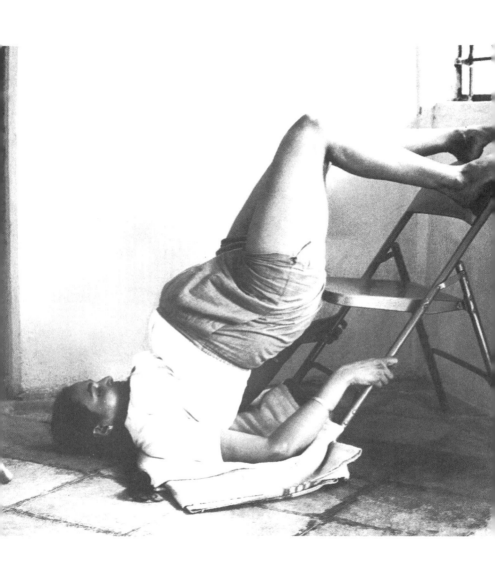

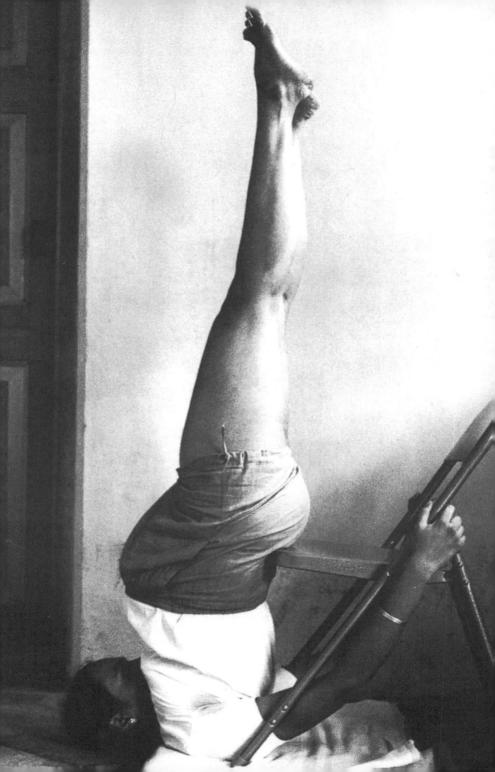

保持体式

　　一旦你进入了体式中，你必须非常小心地调整身体。

　　将椅子拉向自己，并将手臂穿过椅子前腿。

　　然后，紧紧地抓住椅子，让它抵住你的身体。一点一点地把你的身体落在肩膀上，并让身体完全垂直于地面。

　　除非将身体带到完美的垂直角度，否则便会有压力，便无法感受到轻盈和自在。

　　再次强调，这里需要完美的根基和完全的垂直！

　　这个体式的秘密在于颈部和肩膀，

　　还需要身体完全地放松！

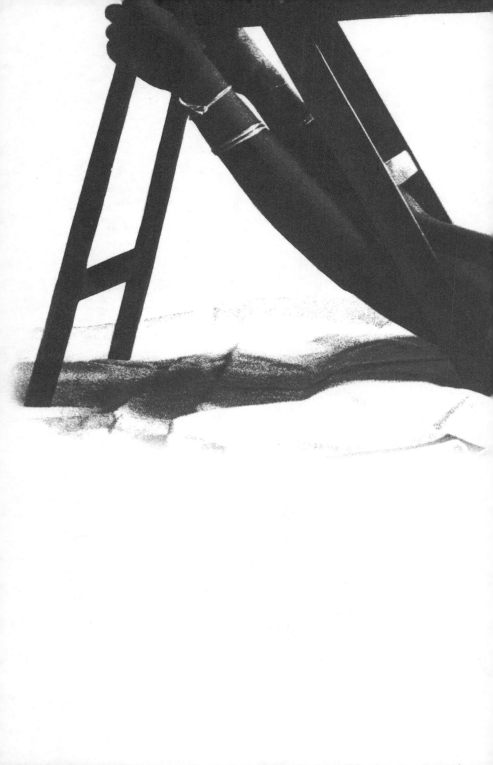

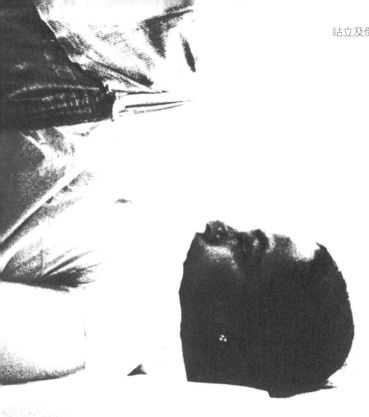

你的脖子可能没有像现在这样弯折过。

这个骄傲的颈部……

九十度，直角。

八十八度，八十九度都不行。

完全的，无条件的"臣服"。

然而……[9]

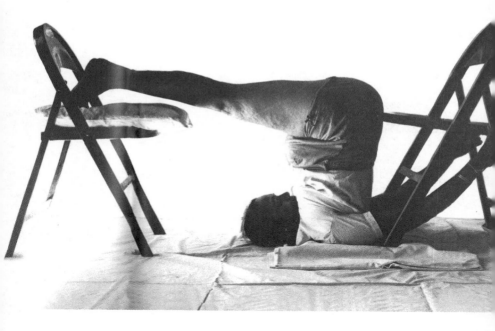

退出体式

如果你没有怀孕，在保持躯干垂直于地面的同时，进一步将腿带过头顶，并将脚落到头后侧的地面上。

这样做的目的是给颈部和肩膀带来更深层次的放松。

但考虑到你现在的情况，你绝对不能这样做。

使用放在你身旁的另一把椅子，把它拉过来，将双脚落在上面。

在椅子上放一个枕头，这会让颈部和肩膀更加舒适和放松。

记住……

"体式应该是轻松而愉悦的！"

每当你感到疲惫、沮丧或者情绪有些低落时，

习练这个体式五至十分钟，

什么都不要做，只是放松。

几分钟之内，你便会惊讶地感觉到，所有的紧张都消失了，你开始享受一种深度的、毫不费力的、不可思议的放松与平静。

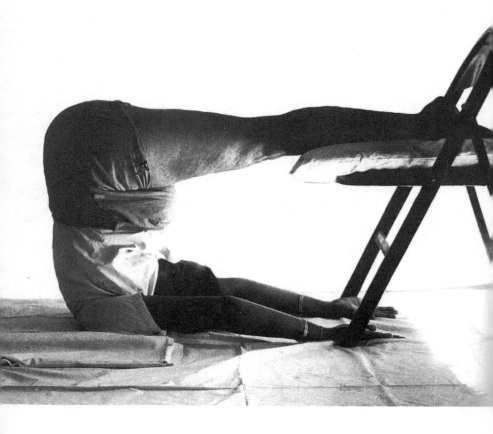

犁式 (Halāsana)

实际上，在前面的习练过程中，你已经遇到过这个体式了。

当然，为了移动第二把椅子，你已经将手臂从第一把椅子上松开了。

现在将手臂伸到头的后侧。

躯干仍然与地面完全垂直。

双臂与双腿彼此平行，并同时平行于地面，且完全垂直于躯干。

到处都是直角，

但没有任何紧张。

感受颈部和肩膀深度的放松和完全的自由，感受自然而饱满的呼吸。

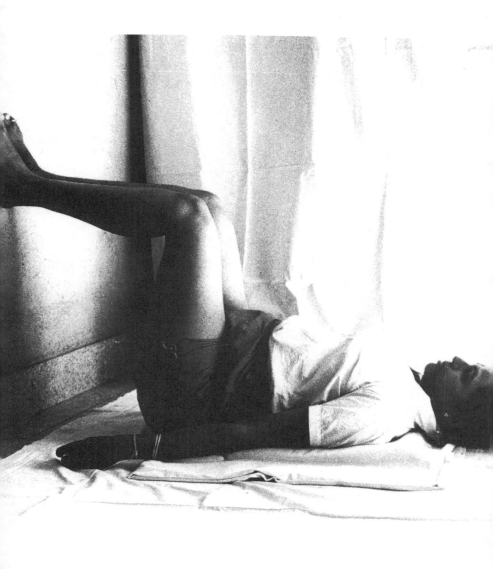

退出体式

一旦在犁式中获得了足够的放松，你就可以退出体式了。

将手臂落回身体两侧，并用手指用力按压地面。

双手和手指的下压可以帮助你缓缓地落下来。

尽可能地，让椎骨一节一节地将背部带回地面。

然后，把脚放在墙上，休息。

大腿与躯干呈直角的同时双脚抵墙这个动作，会让你的背部和骨盆完全放松。

而事实上，这已体现在你的脸上了⋯⋯

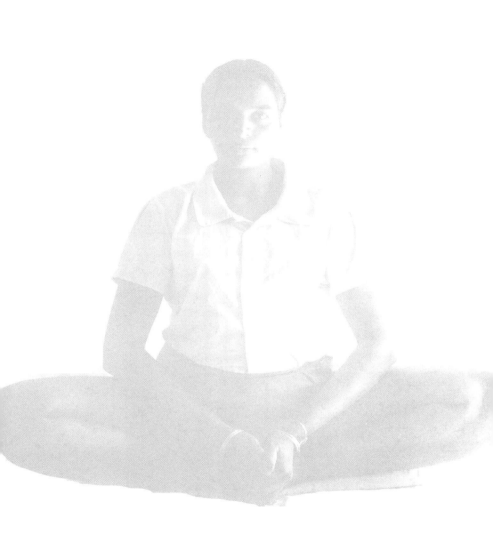

坐立体式

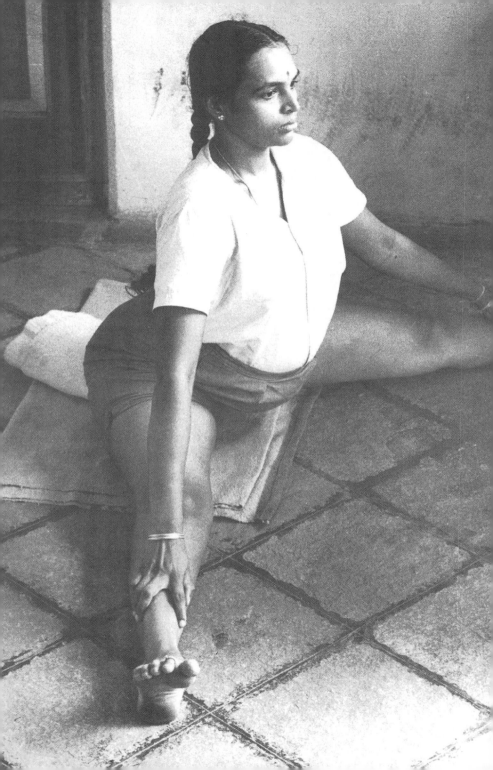

坐角式 (Upaviṣṭa Koṇāsana)

在这个体式中，习练者应坐立并让双腿打开，形成直角——还是九十度——之后屈身向前，将前额落在地面上。

考虑到你的情况，你当然不能这样做。

你只需满足完美的坐姿这样一项少见又简单的要求。

保持双腿呈直角，膝盖完全放松。

肩膀也要放松，这样双手就可以轻轻地落在双腿上。

然后，每次吸气时，抬起头，让你的大肚子微微向前，就好像最终要让它落在地面上一样。

感受背部是如何打开的，再进行一次自然而深长的呼吸。

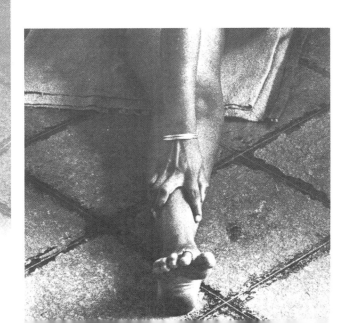

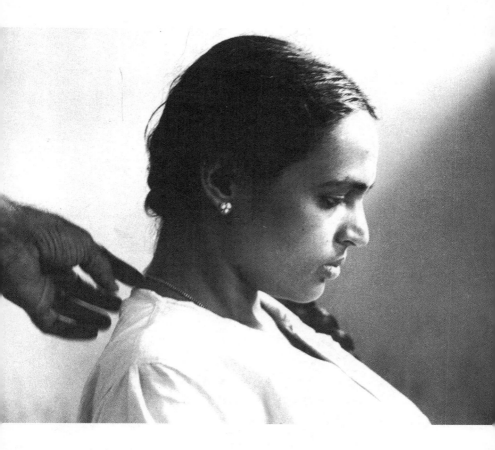

看颈部这里！

正如同轻轻地转动弦轴，
来调节"斯特拉地瓦利小提琴"[10]的音色。
你可知只需转动颈部，
便能调节整个身体？

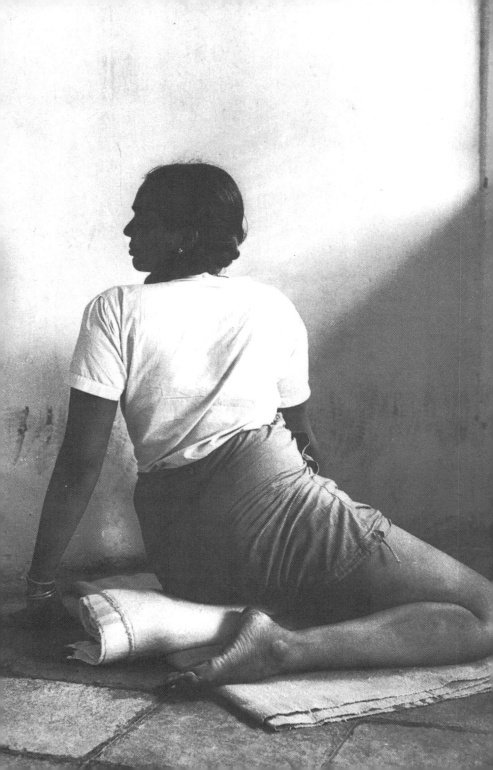

巴拉瓦伽式（Bharadvājāsana）

在大量的前屈和后弯习练之后，你的背部已经热起来了。

而平时脊柱的轴向扭转次数即使没有前屈和后弯的次数多，也至少一样多。

扭转是脊柱的基本功能。

而且如果没有这种能力，这种扭转的能力……你便不可能出生。

为了通过产道，这种扭转是绝对必要的。

巴拉瓦伽式会让你享受这种扭转。

为了让这个体式做起来更加舒适和容易，你可以使用一条折叠的毛毯，将一侧臀部放在上面，如左图所示。

但如果能正确地理解这个体式，你便没有必要使用毛毯了。

而事实上，人们对这个体式确实有很多误解。

因为在这个体式中，身体的重量最终会落在双手上，所以你要

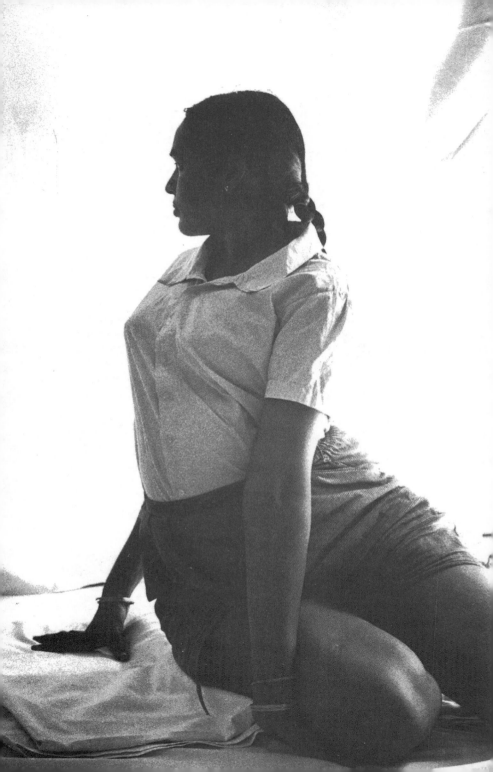

非常小心地放置双手。

假设你先转向了右侧。

将右手落在地面上，就落在它自然垂下的地方。

手指指向你的右侧，远离你的方向。

然后将左手的手指放在右膝下方。

所以你的双手现在朝着相反的方向：

右手的手指指向你的右侧，远离你自己或者说你身体的中心，

左手的手指指向你的左侧，朝着你自己，朝着你身体的中心。

而你的双手必须在一条直线上，与你身体的南北轴线平行。

让我们先来明确地定义这些轴线。

人体有三条轴线。

一条是垂直轴线，你已经知道了。

还有另外两条：

一条从你的身体后侧到身体前侧，我们可以称之为南北轴线：

比如，你站在那，面朝北面，那么南面在你身后。

身体横切面上的另一条轴线，我们称之为东西轴线。

它就是你的肩膀或者髋部所处的那条轴线。

当你面朝北面，东面在你的右侧，西面在你的左侧。

在巴拉瓦伽式中，你的髋部要保持在这条东西轴线上，而你的肩膀将转动九十度到南北轴线上。

你小心放置双手的位置正是在这条南北轴线上。

你要怎样做才能使你的肩膀和头转向东面呢——也就是说，转

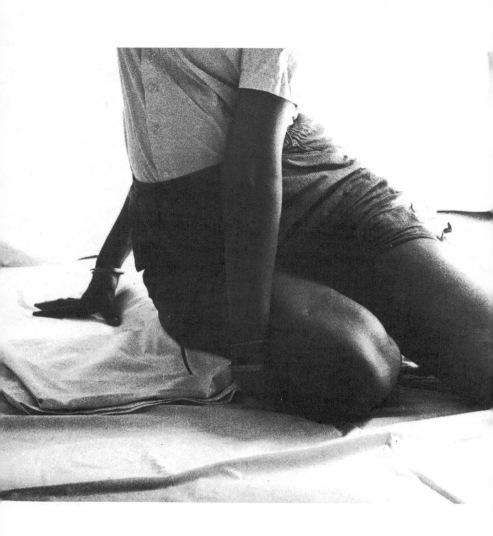

向右侧？

　　只需伸直手臂，双手轻轻推地，

　　就像要将自己提起，或者用双手将自己抬起来一样。

　　仅仅通过这个力和手臂的伸展便会让你转向东面。

　　随着这个扭转，你的肩膀和身体便已经向上了（你用双手将自己抬起来了），

　　你不仅仅感受到了脊柱的扭转，还有一种令人愉悦的非常柔和而深度的放松。

　　脊柱的整体运动实际上不仅仅是一个扭转，还是一个向上的螺旋！

　　再强调一次，这种扭转应是非常柔和的；这是一个扭转，没错，但更主要的是一种伸展，一种通过手掌推地而获得的伸展。

　　这其实就是你有时自然而然、不知不觉在做的一些事情——在一个风和日丽的早晨，你将双手轻轻地抚在阳台上，你感到生命是如此的鲜活，因此感到极度的幸福和愉悦。

　　然后转回来，

　　放松手臂、双手、肩膀……

　　然后，转向另一边。

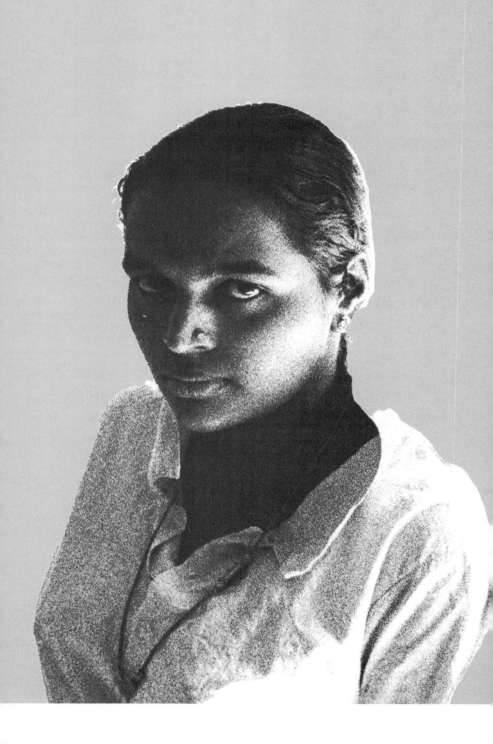

现在，

你越来越接近我们所说的状态了……

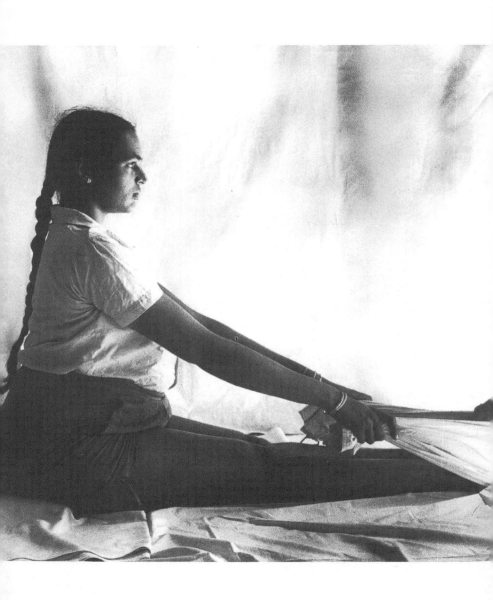

加强背部伸展式 (Paścimottānāsana)

瑜伽的精髓特别简单：前屈身体，不要屈膝，额头落在膝盖上。

没有比这更简单的了。

然而，当然，也没有比这更困难的了。

由于处在孕期，你不应该前屈身体，也不应该尝试让额头碰到膝盖。

即便如此，只需一个简单的辅助，你仍然可以体会这个体式所有的功效：

拿一条毛巾，把它绕过你的双脚，双手分别抓住毛巾的两端。

然后开始轻轻地拉动。

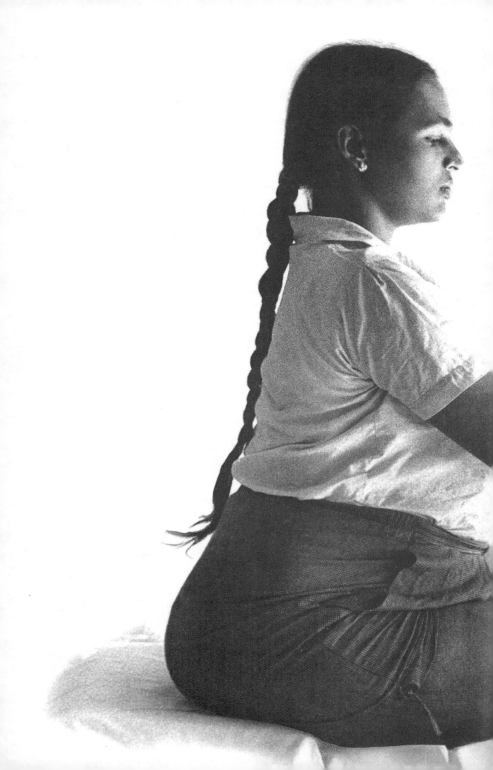

为什么要拉？当然，是为了让躯干向前。

但是，一旦开始拉动毛巾，腿部的拉伸，尤其是膝窝处的拉伸就会变得难以忍受。

（为了让双脚能与双腿呈直角，应该将毛巾绕在脚掌的顶端，非常靠近脚趾的位置。）

你在这儿，陷入了无法避免也无法逃离的矛盾之中：

拉动毛巾会同时带来期待的结果——躯干，实实在在地，向前——和终止疼痛！

怎么办？

秘诀就是不要做出反应。

继续拉，当然要继续拉。不要放弃。

而只要拉动的力量足够轻柔，便可以让双腿剧烈疼痛的地方放松下来。

你与疼痛在一起。你要接纳，不要抗拒。

你在一寸一寸地向前。

然而，如果你能保持着双腿完全放松并持续地拉动（看瓦尼塔是如何做的），

突然，你会感受到深长而自然的腹式呼吸，

同时疼痛完全消失了。

在最坏的情况下保持平静，

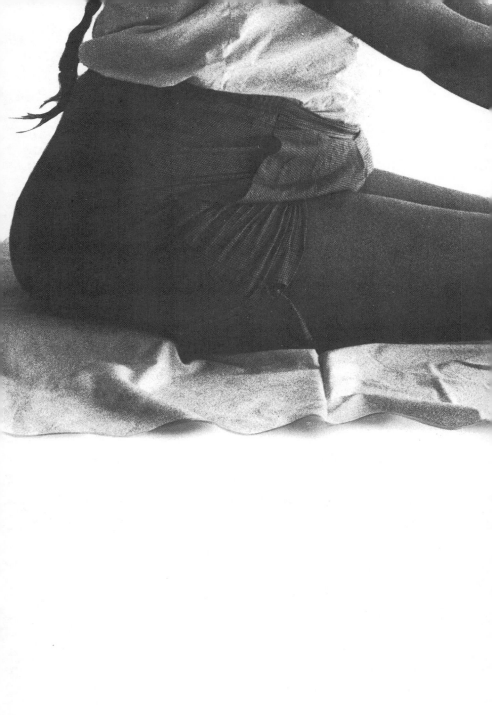

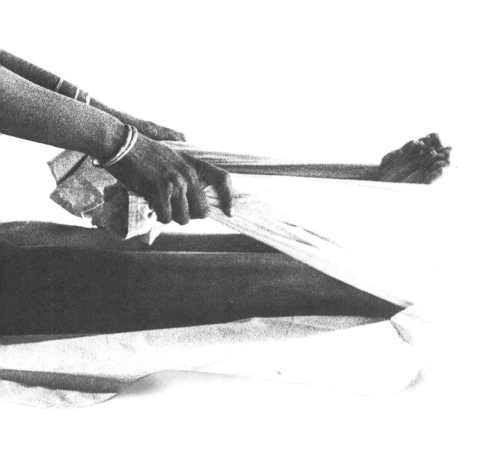

不挣扎，不抗拒……
真的，
如果你能每天习练这个体式，
很快你就会了解瑜伽，
了解你自己。

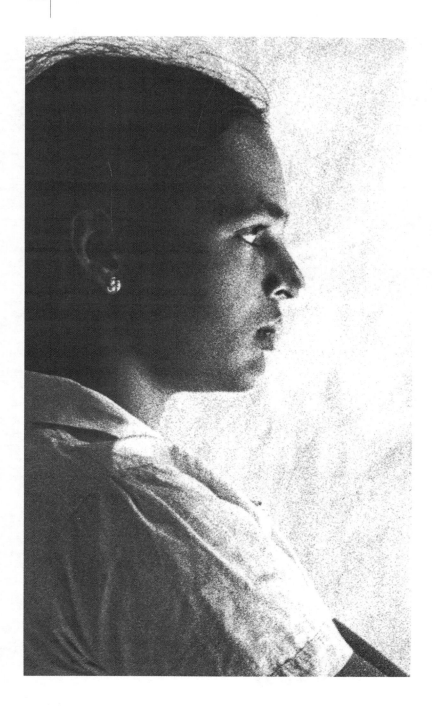

内圣外王。

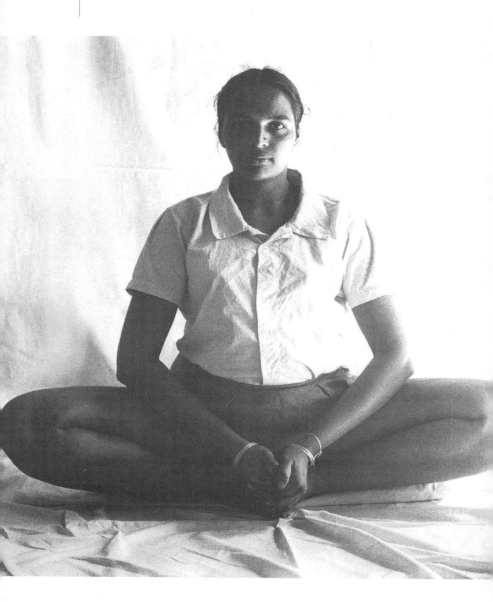

束角式 (Baddha Koṇāsana)

我们就要结束这次习练了。
所以，在你休息之前，
这是最后一个简单的体式了。
简单……
同时也是对孕妇有益的体式之一，你们可以一直习练这个体式
到分娩前的最后一天。

初学者可以坐在折叠的毛毯上，
背靠墙壁，
开始时这会让体式变得容易些。

分开双腿。
脚掌贴合，
用双手将脚掌握在一起，
当你将它们握紧时，试着将脚的上部提起，
同时上提背部并抬高头部。

仅此而已。
还有很重要的一点：
每次吸气时让头抬得更高。
然后胸腔便会打开，
同时，便会开始深长而自然的腹式呼吸。

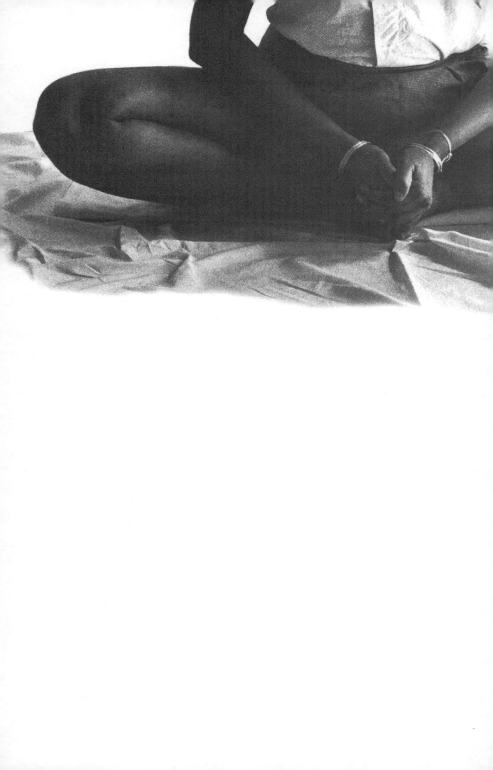

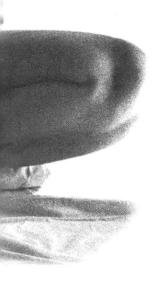

不要试图用力下压你的膝盖，不要试图将它们按下去。

那是没用的。

当你的胸腔打开，开始深长的呼吸时，

你的膝盖便会自然而然地、毫不费力地落下来。

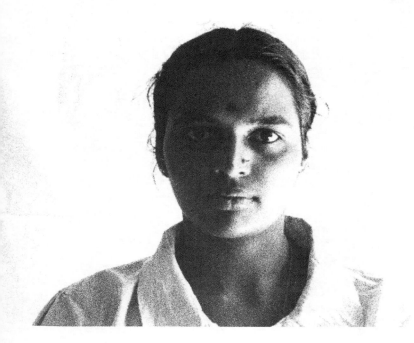

欢呼吧。

你辛勤的努力结束了。

你即将收获你用勇气和耐心孕育出的果实。

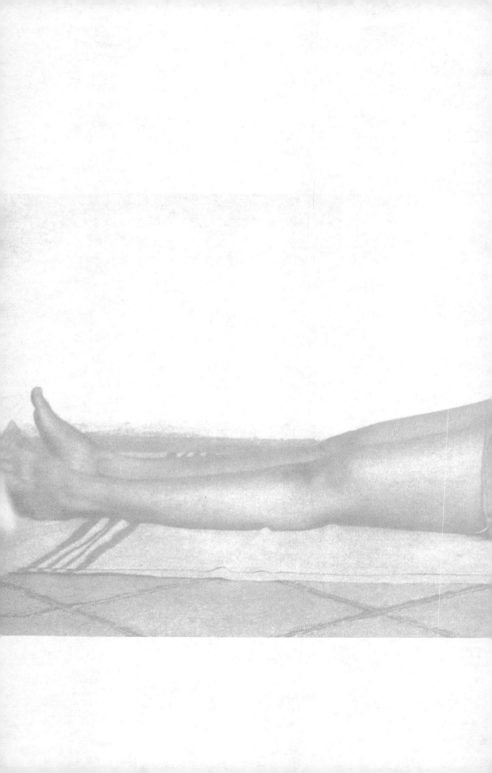

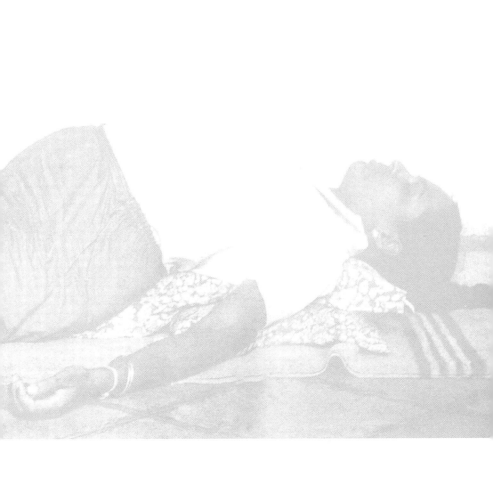

仰卧体式

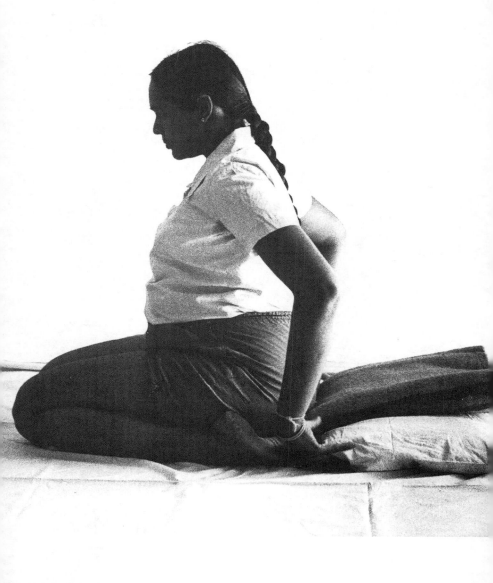

仰卧英雄式 (Supta Vīrāsana)

跪下来，坐在你的脚跟上。

顺便问一下，你还记得当你刚开始习练时，这样简单的坐姿对你来说有多么痛苦吗？

感受一下现在你是多么愉悦和放松。

希望这将一直激励着你。

现在，保持双脚向后伸展，双膝分开，坐在分开的双腿之间。

一开始，将臀部落在地面上可能会有些困难。

你可以将放在身旁的折叠的毛毯或者枕头拉过来……

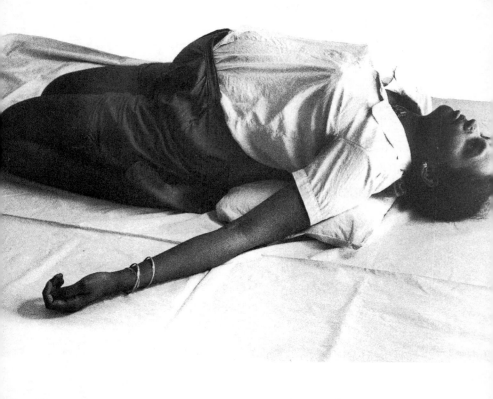

先用双手支撑身体，然后用手肘支撑，
慢慢地让背部向下，
最后落在毛毯上。

毛毯或者枕头是必不可少的。
只有这样，你的胸腔才会打开，骨盆才会放松，
然后才会开始深长而自然的呼吸。

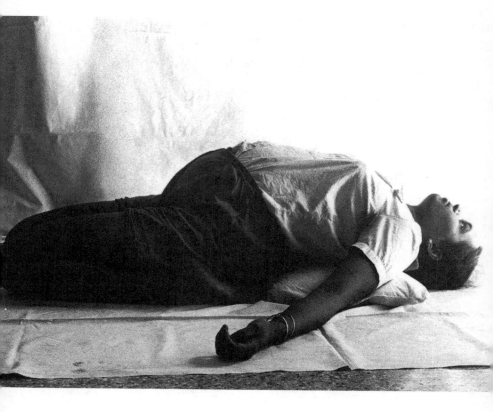

一开始，可能会有疼痛。

疼痛？不对，是紧张，当然，还有大腿面的拮抗。

但现在你知道这是怎么回事了，知道该如何去应对了。展开身体，然后等待深长的呼吸自然地开始。

是的，什么都不做。

只是躺在那儿展开身体。

感受胸腔，

还有双手和颈部的自由。

注意一点：保持下颌和舌头的自由和放松。

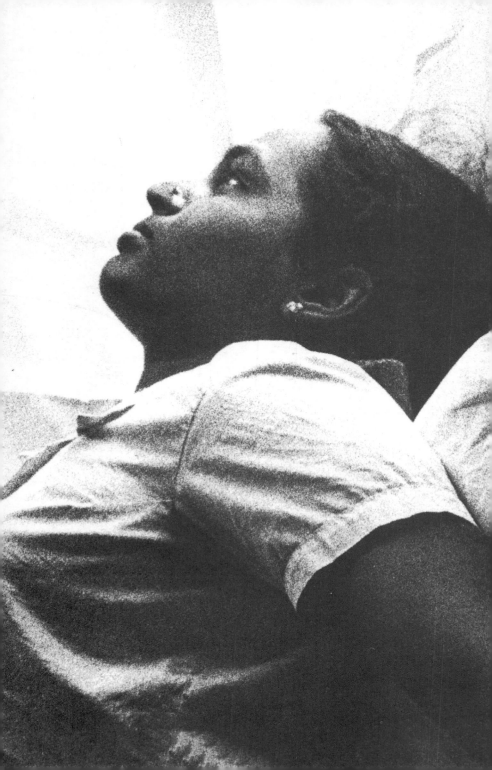

什么都不做，
就待在那里。

享受吧，享受这份平静。

而接着，很快，进一步地，
更强烈的、更深层次的平静便会到来。

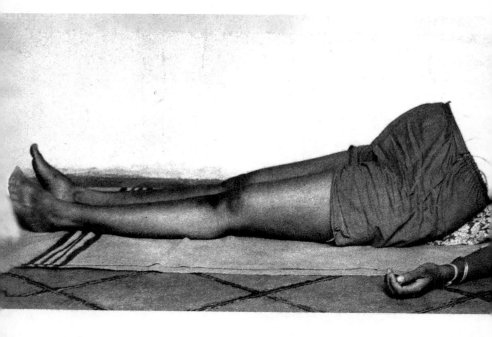

挺尸式 (Śavāsana)

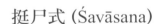

挺尸式，事实上，
是一种结束。
而Śavāsana的意思是……
尸体！

死亡，是一个终点！
当然，它是必要的结束。
但是……
这便意味着我即将死亡吗？

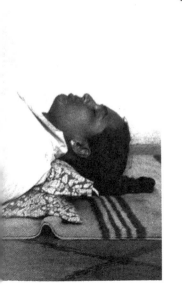

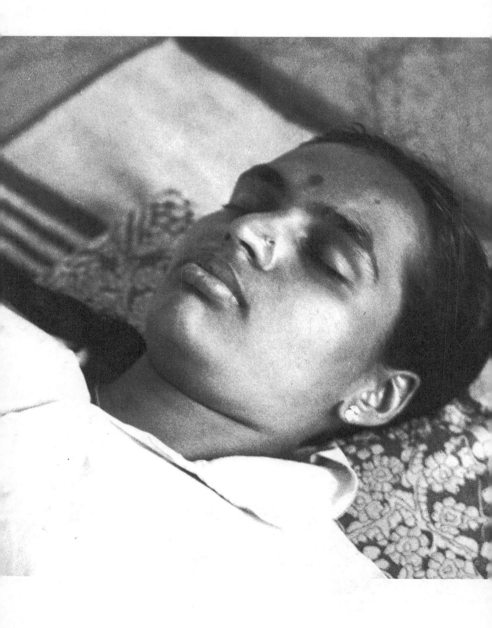

当然，
总有一天。
当你很老的时候，
你会死去。
但不是现在。

可今天谁会死去？

等等……
你的脚松开了，腿舒展了，
枕头放置得恰到好处，
你的头就休息在上面，
颈部不再紧张，
喉咙也不再紧张，
下颌和舌头完全地放松，
双手展开、自由……

向内聆听。
向内看……

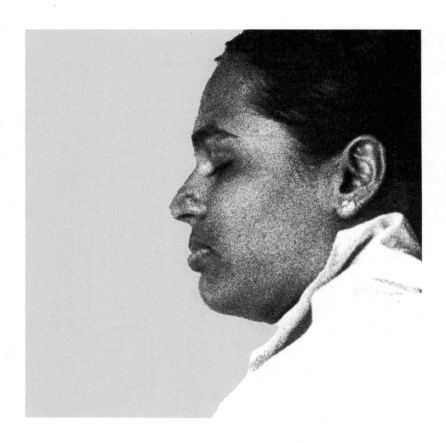

这个我在哪儿？这个他人眼中的我又在哪儿？

这个难以捉摸的人在哪儿？

都消失了。

紧张？

是的，紧张，没别的了。

这些痛苦、恐惧和悲伤都是虚无的！

什么都没有。或者，更确切地说，空。

呼吸，

美妙的呼吸。

随着它的起伏，

你不再迷失、孤立，

而是流淌着，

舞动着，

与万物合一。

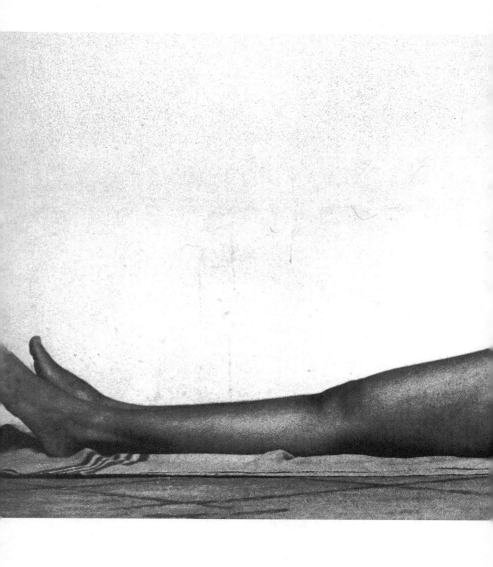

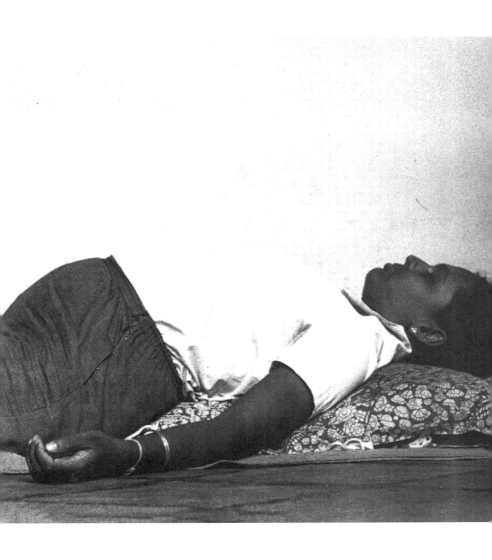

一些建议

——是对还是错？

——不，不！是右还是左。

或者说，是右和左。

每一个都合着节拍。

伴着节奏。

——苏坎南达（Sukhananda）

在这个部分，通常，你会期待一些一般的原则和规则。

但瑜伽是习练，它是个人的体验。

再然后，瑜伽是一条自由之路。因此，规则……

——瑜伽，是一条自由之路？它难道，不是一条纪律之路吗？

——它是一条纪律之路。通过纪律获得自由。但这是一种来自内在的纪律，而不是那种从外在强加给你的纪律。

内在，外在……

瞧，我们再一次陷入了矛盾。

这就是人们使用语言时会遇到的问题。

事实上，知者不言。

那么，原则和规则呢？

它们一直在那里。

原则如何能脱离行动而独立存在？

一切都是一，没有二。

一！就像深海中的水和盐，

就像沉醉在爱中的恋人。

一！正如呼吸与体式是一体的。

身与心，它们是两种事物吗？

别再想了，别再问了。

习练，习练。

酒的味道不得品尝过才知道吗？

只是看菜单，

你能吃饱吗？

1

慢慢来，不要总想着跳过什么。

耐心是伟大的美德。

那么，现在不正是你可以试着去理解这句话的时候吗？

快一点，再快一点！

这不正是当前人们的生活节奏吗？

而上师①总是会说

慢慢来，慢慢来。

2

完美的动作完成了，

从开始到结束，一气呵成。

而事实上，开始和结束……

3

在孩子身上，在习练者身上，

在小宝宝身上，

所有的动作都是与呼吸同步的。

就连抬手一指的动作实际上也是源自相反一侧的那只脚。

而现在，你身体的大部分，

都已变成了零星的碎片。

① 这部分反复出现"老师"和"上师"两个词语。在原书中，"老师"的英文为"teacher"，而"上师"的英文为"master"。为突出二者的不同，故编译者根据原文，没有统一翻译为"老师"。——编译者注

4

力量……现在，你知道了，最终，

它从未征服过任何东西。

与智慧相比，它是多么地粗俗不堪。

5

呼吸……

至关重要。但它却不属于你。

吸气，呼气。接受，给予。

给予是属于你的，

接受不是。

乐于接受吧。但要知道你得到的大多不会是你所期望的。

所以，给予，给予！呼气，呼气！

然后观察，当你将自己完全清空时，

你是如何被充盈的，

自然地，毫不费力地。

6

每天习练相同的体式，并且要以相同的顺序习练。

那一定很无聊！

相同的，但却又永远是新的。

永远，永远，没有尽头。

7

随着时间的流逝，我们会日渐衰老。

我们的行动会变得僵硬和受限，

这是衰老的声音。

机械的、盲目的重复只会令人麻木。
但只要能带着深深的专注，
我们的觉知便会愈发清明。
智性也会愈发敏锐。

8
你在任何体式中都可以偷懒。
比如，在加强背部伸展式中，你可以偷偷弯曲膝盖。
当然，稍稍地弯曲，你认为没人会知道。
好吧，如果你愿意的话就偷懒吧。
这样会给你的朋友留下深刻印象，
他们可能认为你已经做到了。
但你的老师知道，因为他不会漏掉任何细节。
他可能会斥责你，或者他可能会等等。
直到最终，你意识到，你欺骗的不是别人，
只是你自己。

9
模仿……
我们其实没做什么别的事情。
孩子模仿他的父母。
而这些父母过去也常常模仿他们的父母。
不幸的是，这些父母可能也不知道该如何正确地行走或者
站立。
这就是为什么某种程度上我们都需要一位上师：
一个正确地站立和行走的人。

但要注意：

遇到一位上师，然后人们便感觉好极了！

而跟随，当然，是多么愉快啊。

模仿和理解，有很大不同。

一边是猴子和绵羊，

而另一边，则是人类。

是的，确保你理解了上师的讲解所阐释的道理。

不然你只是同他吃一样的食物，穿相似的衣服。

10

你的头脑……

啊，这奇怪的、可怕的动物！

除非你，持续不断地，一直紧盯这只猩猩，留意它的一举一动，否则它便会溜走。

当你无论如何都做不到某个体式的时候，

你注意到内在的那个声音了吗？

它是怎么发牢骚的？那就不用多说了吧。

当老师纠正你的体式时，

你觉得自尊受到伤害了吗？你开始为自己辩解了吗？

你发誓要报复吗？

又或者，某一天，他会被你欺骗？

当你的体式受到表扬时，你会洋洋得意吗？

而受到批评或者只是被忽视时，

你又会十分沮丧吗？

换句话说，你真的是在享受你的习练，

还是仍在喂养你的小我？

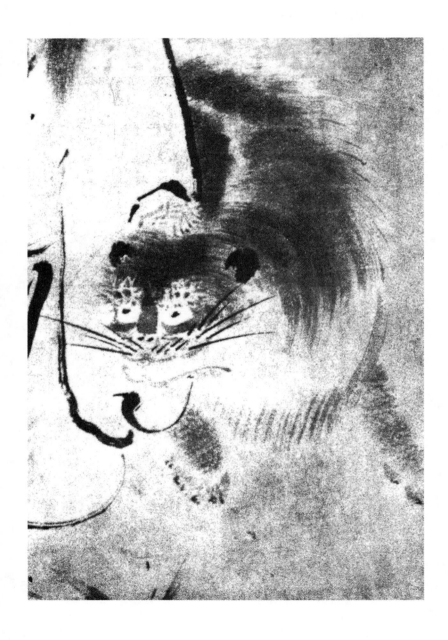

哦，是的，你瞧，你瞧，
这就是，持续不断地，发生在你头脑中的一切。

总之，这是一件困难的，
甚至危险的事。
我们在追寻的这只动物真的很凶猛。
这牙齿！这爪子！
我们需要具备一个真正猎人的所有技能，
他的耐心，他的谨慎，
他的知识和他的爱，
来帮你驯服那只老虎。

啊，是的，当心。因为，一旦受伤，
这只动物甚至会变得更加可怕。
谁知道它会做什么。

当然，我们不能杀戮。
虎皮，不，不。
完全不是这个意思。
我们希望这只动物活着。
健壮的，快乐的，友好的。

是的，这需要一个完美的人。

因此，要慎重选择你的老师。

如果他试图用他的体式来打动你，

要确保他不需要你的赞赏来令他自己感觉良好。

实际上，他应该关心的是你的困难之处，

而不是他自己的成就。

一名运动员肯定做不到这一点。

如果你年复一年地，不断地扩展着你的胸腔，

可在警察或者是说话声音大的人面前却仍然会哑口无言，

甚至羞得脸红该怎么办？

如果你已能做出头倒立式，

却仍然会在黑夜的森林中哭泣该怎么办？

是的，谨慎点，谨慎点。

一个已经成了伟大的杂技演员的人，

却可能依然还是一个孩子。

最后，我又一次想到了庄子。

的确，智慧是无国界的。

下面是他讲的一个小故事[11]，我相信，这个故事会帮助我们理解刚刚所讲的道理。

有一天，列御寇为伯昏无人表演箭术。

列御寇将满满的一杯水放在手肘上面，然后拉满弓弦。他的箭法是如此地高超，以至于在他放箭的那一刻，竟没有一滴水从杯子里溢出。

他是那么地敏捷迅速，第一支箭刚射出去，第二支、第三支就已经飞出去了。

而整个过程中，他始终保持一动不动，就像个木偶一样。

——"还行，还行吧。"， 伯昏无人说，"确实已经很好了。但你仍然是在'射箭'。"

——"仍然在'射箭'，什么意思？"列御寇大声问道。

——"你看，"伯昏无人说，"毫无疑问，你箭术超群，但这还不是无心之射。"

——"无心之射……？"

——"这仍然是你的有心之射。明天，跟我来。我知道一个小地方，在山上，在那里你可以习得无心之射。"

于是第二天，天还没亮，伯昏无人便把列御寇带到一座高山之巅，万丈悬崖之上。

伯昏无人背朝悬崖，步步后退。

一直退到脚掌二分悬空，这才拱手恭请列御寇：

——"来，请站在我现在这个位置射箭吧。"他很平静地说。

可怜的列御寇，他早已吓得伏在地上，

浑身都是冷汗，一直流到脚跟。

伯昏无人说：

——"最高境界的人，

上临青天，

下潜深渊，

精神自由奔放地纵横于宇宙八方，

而心神不动。

如今你在那里，只遇到这么一点干扰，

便已汗流浃背、胆战心惊，几乎就要晕倒了？

那些让你感觉自己已达至高境界的，

所谓的自在境界和高超技艺，

恐怕都是流于表面的吧。"

你从笑声中学到东西了吗？

有人说了些好笑的事情，

然后你笑了。

可它击中了哪里？

你的耳朵，还是你的头脑？

而又是什么在发笑？

你的胸腔？你的肋骨？你的横膈膜？

——是的。是的，我想我开始明白了。

——哦，真的吗！

——但是，这些体式，我每天都要做吗？我真没有时间……

——时间？是的，时间，的确。好消息是，不，你不必全部都做，至少不是每天。我们只做两三个怎么样？这样可以吗？但是，每天都要这样做。

每天两三个。

我一点都不会惊讶，三个很快就会变成四个，四个会变成五个……

有一天你会习练所有的体式，而且还会想要更多的习练！

长路漫漫……

现在，恰恰相反，也许你会以极大的兴致和热情开始。

你一天习练两次完整的体式序列。

但很快，你就会放弃一些体式。

然后你会放弃得越来越多，

直到你完全放弃整个习练。

你看，热情是好的，但就像开水一样，它最终一定会冷却，甚至会冻结。

不过没关系。

如果你曾经尝试过，总有一天你会再试一次。

但希望下次你会聪明一点。

——所以，我不必全部都做？很好，我感觉好多了。那么，能不能跟我说一说，哪些体式对我有益处呢？

——对你有益处？

——你看，我的脚在冬天很容易着凉。吃了一顿大餐之后，我的胃……

——我的朋友，我的朋友……瑜伽既不会对这好，也不会对那好。在一些书中，事实上，甚至有些老师也会建议：如果睡眠不好，就习练这个体式；如果行动有些困难，就习练那个体式。

他们还说，某个体式能有效防止头发变白，缓解打嗝，净化呼吸，并最终能让大脑冷却下来。

这是对瑜伽多么糟糕的理解啊！

拆开来分析、研究，

带着目的，追逐某种功效而习练……

然而瑜伽教你超脱与合一。

它试图让你看到部分即整体。

其实瑜伽的全部，

就在每一个体式中。

告诉我：你所吸入的那些充盈你胸腔的空气，

只是为了你的心脏吗？

还是它会对你的头部不太好？

它对你的肝脏有好处吗？

对你的右眼或者小手指有好处吗？

——嗯，恐怕我没有理解这一点。而且我觉得你没回答我的问题，这样很没有礼貌。可是，那么，什么时间习练最好呢？

——最好的时间？

——早上习练更好还是晚上习练更好？

——早上和晚上。

——什么！一天两次！

——好吧。我会说，早上会比较好。

——哦，真的吗？我原以为晚上会好些。

问题，问题。

你为什么不开始习练呢!

两到三个体式，在任何时候习练都可以，

但每天都要这样做。

其他的便会随之而来。

而且，正如我说过的，有一天你会习练所有的体式并且还会想要完成更多的习练!

更多?

显然，你已经开启了这个旅程。

但更多更多，这不还是你内在那个孩子的声音吗?

更多更多，哪里是尽头呢?

因此，从某一刻起，你想要习练的体式会越来越少，

而对每个体式的习练会越来越深入。

显然那时，你进入了更高的习练阶段。

某一天，可能，只做一个体式。

但却那么地美妙，那么地柔缓。

然后，会有那么一天，瑜伽便不再只是一天两次习练的事情了。

它会一直在那里。

事实上，它从未离开过。
无论你做什么都在体式当中。
你走路的方式，
坐着，站着或者端着杯子，
你挥手或者转动眼睛的方式，
都在体式中……

轻松优雅，
自由和谐。
柔中带刚，
全然接纳。

合一，
近在咫尺了。

哪些体式对我有好处，有多少……？

当问题停止时，那一刻就会到来。
然后，令人惊讶的是，
答案通常以一种奇怪的方式，
出现了。

这难道不是一段充满神秘感的旅程吗？

一个秘密

太阳从不为谁而发光。

它既不期待赞扬也不期待奖赏。

它发着光，

就是这样。

或者说，它在燃烧。

而正是那熊熊燃烧的无尽喜悦，

才让它不住地喷吐，

永不停息。

——苏坎南达（Sukhananda）

1

——没错。是的，确实。但你看我怀孕了。我想知道！

——你想知道，什么？

——当它来了我该怎么办？

——当它来了我该怎么办。很好！很好！答案就要出来了！你刚刚已经将答案说出来了。你还觉得你不知道吗？我和它。当它来了我该怎么办。答案已经全在这几个字里了。

——……？

——总有些事情会在那里，会出现，总有些事情会发生。就和它在一起，仅此而已，就让它发生吧。没有分离，没有抗拒。不要试图逃离、阻止、拒绝。而且，最主要的是，不要害怕！它就在那里。让它顺其自然，自行发展。或者说，让它把你带到那里。

2

——又来了，你这样真的不厚道！你这样不好。你从来不回答我的问题。我已经准备好做瑜伽了……

——那就做吧，做吧。习练吧，习练吧。

——可你只会让我困惑。你一定要告诉我！

——我一定要告诉你什么呢？如果宫缩太频繁，你该做哪种体式？什么时候开始做头倒立式？哪种体式可以缓解背痛？这就是你想知道的吗？

——是的，当然！

——我非常抱歉，我亲爱的孩子，但这根本不是瑜伽的工作方式。

——但是，那么，瑜伽是怎么工作的呢？

——我不知道。

——什么意思，你不知道！

——老实说，我不知道。但瑜伽对身体是有益的，嗯，是的，这个我知道。

3

——接受这将是一个惊喜，一个奇妙的惊喜，完全不同于你能想到的任何事情。

是的，当它到来时，就让它发生吧。

一切都会好的。

所有的烦恼都来自头脑，来自有想法，来自试图去想象。

是的，别想了。

而且，最主要的是，不要有期待。

期待大多只是一个谎言，它只会给你带来沮丧。

4

——你说不要怀孕[12]是什么意思？可我已经怀孕了啊！

——哦，是的，当然。我非常抱歉。当然，我不是有意的……那就让我告诉你一个秘密吧。一个不可思议的、鲜为人知的、奇妙的秘密。

——一个秘密？你终于肯说了！

——你看……

> 爱，噢，爱啊，
>
> 你一定是发狂了，
>
> 所以你才如此愤怒地攻击我。
>
> 那就来吧，击打我吧，
>
> 尽情地摧毁这个被吓坏了的，可怜的我吧，
>
> 就让我除了你，
>
> 一无所有。

——圣·伊津·德·泰弗斯（St. Izine de Treves）

——你看，说到底，是你害怕了。

——嗯……是的。我有一点儿害怕。

——一点儿？你很害怕。

——好吧，你说得对……我很害怕。

——这没关系。但是为什么呢？

——大家都说这很疼。

——大家说……那和你有什么关系！事实上，现在，人们看待分娩的方式相当奇怪。这已经成了一件医学上的事情。而且，在某些国家，分娩就是一个手术的问题！可是，你说，这是一种疾病吗？

——可是……当然不是。

——这难道不是最自然、最正常的事情吗？难道不像吃东西、走路或者睡觉一样自然和简单？

——嗯……是的，当然。但是，这有风险。

——啊，风险。没错，是有风险。可是风险无处不在，风险就是生命[13]。拒绝风险，试图保全自己免遭风险，你便与生命切断了联系。接受它，你就自由了。但即便真的有风险（事实上，比大家

所说的要小得多），你所害怕的却并不是它。

——那我害怕的是什么呢？

——你害怕。仅此而已。然后你将这种恐惧四处投射：医院的设施可能不完善，或者医生可能没有及时赶到。

——你说得没错。

——我再解释清楚些，这样你才能真正地理解。假如你去电影院看了一部惊悚片，这部电影让你非常害怕。你看得太投入了，所以特别恐惧，有时你甚至都不敢看了。然后，当你回到家，躺在床上，你睡不着了。你明白我的意思了吗？

——噢，对，最近真的出现了这样的情况。

——啊，你看。

——我没了胃口，甚至都不敢去地下室，因为那里太黑了。

——你看看！真是可怕的恐惧啊。但是，你也许也知道，还有另一种恐惧。

——另一种？

——当你在看电影，此时影院里，我是说大楼可能着火了。你害怕吗？

——我就从没想过这件事。

——果然。那么现在，你知道这两种恐惧了。电影带来的恐惧和对火灾的恐惧。第一种，应该说，只是纯粹的想象。而对火灾的恐惧则是真实存在的。因为火灾发生在影院里，虽然非常罕见，但却是一种真实的可能性。

——哦，我好像有点明白了。

——那个由电影所产生的，我们想象出的虚幻的恐惧，对你来说，竟比真实的恐惧，如对火灾的恐惧还要真实得多，这难道不是很耐人寻味吗？

——的确。这太荒谬了。

——确实荒谬，可它却发生了。而这正是在分娩时所发生的事情。就像你告诉我的那样，你害怕，但你害怕的根本不是真实的危险。你根本不担忧诸如感染或者大出血之类的那些可能的真实困难。事实上，那个死死攫住你的恐惧和阻止宝宝们进入漆黑的产道的恐惧是一样的，对他们来说，黑暗中到处都是老虎和鳄鱼。恐惧在你心中，在屏幕上。这是对电影的恐惧，而不是对真实的火灾的恐惧。

——我懂了。哦，是的，现在我开始明白了。

——没错。是的，现在我想我明白了……恐惧和……一切。

——真的吗？我很高兴。然后，如果你仍然认为这一切只不过是一个疯狂的家伙，一个诗人的杰作，那就听听一个女人怎么说。

一定要仔细听，因为每个词都蕴含着丰富的深意。

还因为她将自己的经历表达得如此美妙。

太阳就在我的心中，月亮也是如此。

——迦比尔（Kabir）[14]

自然生产是自发表达的一种表现，不能被训练、催促或者强加给不自然的生活方式。它只需要一个顺畅的通道，一个健康的身体，一个真正理解这个生命过程的头脑，一个完全开放的身心状态。当身体的智慧被唤醒时，就像通过瑜伽的习练一样，它将在整个孕期引导女性，使她感到比以往任何时候都更接近真实的自己。然后，她便接近了自己的本性，并准备好自然跟随分娩的过程。

气息在分娩的每个阶段都要均匀地流动。女性可以通过有意识地保持呼吸来与当下的进程保持同步。如此，她便与所有的起和伏、升和降、吸和呼融为一体了。当她成为生命本身的通道时，当收获爱的果实这一刻到来时，她就在那寂静而欢乐的空间里，带着崇敬和惊奇去迎接这个小生命。

现在可以这样看待分娩，它不是一个与每天的生活割裂的过程，而是从生活的本源中继续发生的过程。为一个宝宝的降生所能做的最好准备就是允许这个过程在身体中不断地发展。而这种发生只能发生在清晰通畅的、没有任何期待的空间里。

当这种崇高的能量自由地流淌时，子宫便会打开并清空自己，带来新的生命，而这也将席卷并冲击母亲的存在，使得母亲能够在每一刻同时经历分娩和重生的洗礼。分娩的强烈冲击带来了一个巅峰时刻，此时，平日里对自己的束缚可能被动摇和消解。一个人沉浸在生命的喜悦中，就仿佛生命在自由地流淌。

是谁写下的这些诗行？

一位几个世纪前生活在某个遥远国度的伟大诗人？

当然，一位伟大的诗人。

但其实她只是你们中的一位：玛丽亚·罗森斯通（Maria Rosenstone），一位住在旧金山附近的年轻的美国人。

事实上，她在印度整整待了两年，成了一名素食主义者，并在习练瑜伽。

所以她成了一名隐士？

并没有！

她成了一位母亲，有两个孩子。

并且她所说的和所写的都是亲身的经历，所以你可以相信她说的每一句话。

所以，当那个时刻到来时，

当分娩的甜蜜痛苦开始时，

别害怕。

——我希望当那个时刻到来时这会对你有所帮助。

——会的，一定会的。

——当甜蜜的痛苦——分娩——开始时，你不会害怕吗？

——不会的，不会的。

——你会记住玛丽亚的这些话吗？

——会的，会的。

——而且，你将一直，继续思考，感受。

瓦尼塔是谁？

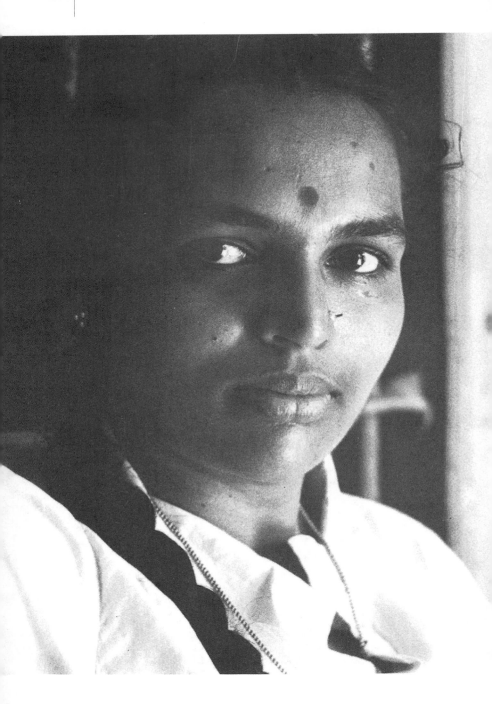

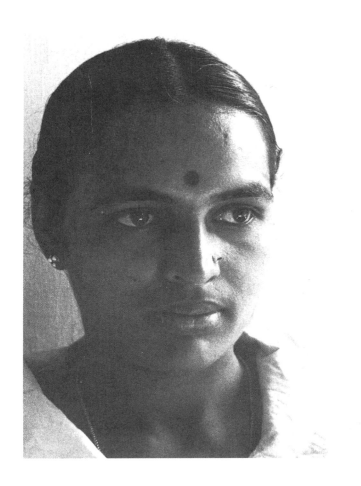

瓦尼塔是谁呢?

女人。

一个,

也是很多个。

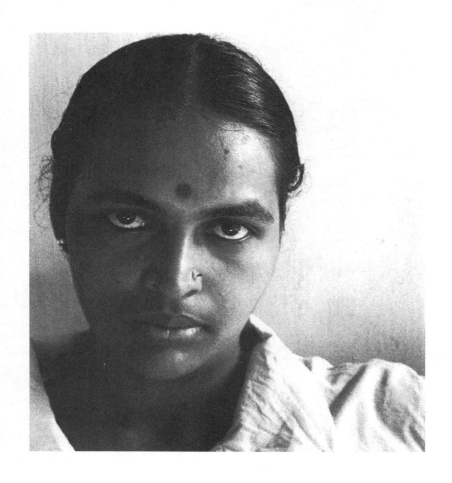

美和它的奥秘。

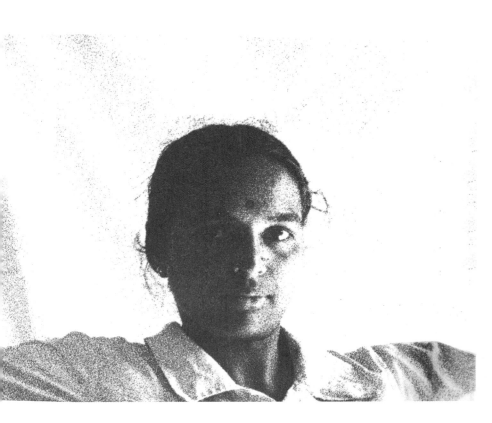

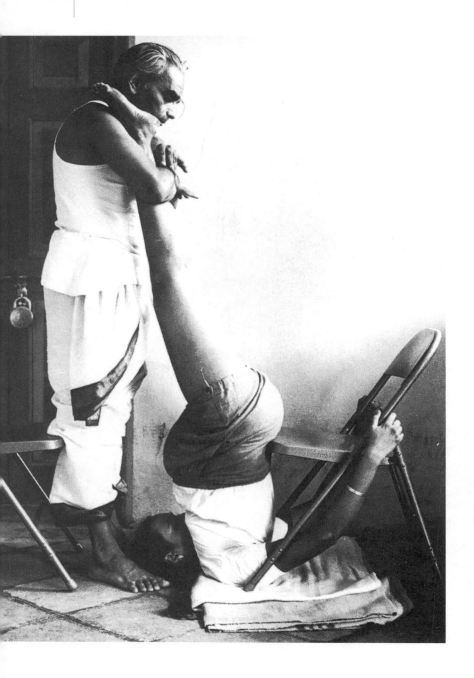

瓦尼塔是B.K.S.艾扬格的二女儿。一名"瑜伽的学生"，她的父亲常喜欢这样谦逊地称呼自己。

事实上，他是这个古老的、纯粹的传统印度艺术的大师级代表人物。

他桃李满天下，其中的一些非常知名。

著名的耶胡迪·梅纽因就是其中之一。

但是任何全心全意地、真诚地想来学习的人，无论老幼，都可以来和他一起习练瑜伽。

多年来，每个星期六和星期日，这位伟大的老师在孟买组织并教授团体课程，除了应许多国外学生的邀请去海外教学，他从未缺席过一次课程。

年复一年，你总能在坎皮恩学校见到他，因为他真的就像太阳一样准时。

像其他优秀的好老师一样，B.K.S.艾扬格是一个严格的人，他总是会要求你做到远比你想象中能做到的更多的事情。

他将教会你人无完人的道理。

因为无论你认为自己的习练有多好，他都会教你如何获得进步！

而且，的确，进步是永无止境的！

虽不至于要大胆，但你真的必须要勇敢，才能成为这个"可怕"而又十分和善的人的学生，因为他会毫不手软、持续不断地鞭策你逐步接近正确的做法，并将带你突破一直以来你为自己设定的限制。

然而，我可以坦诚地说，你将永远不会后悔。

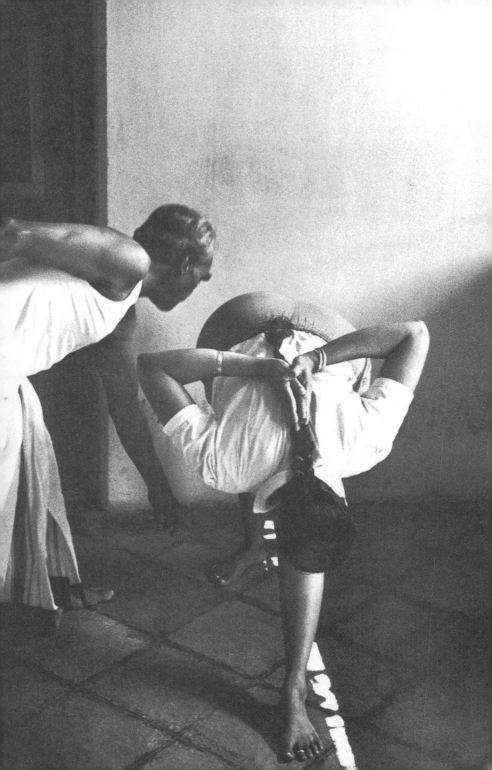

本书中的所有照片都是在浦那拍摄的。
那是一个美丽的早晨，
慢慢地，安静地，平和地，
从一个体式到另一个体式。
像涟漪，
在高山湖泊般恬静的脸庞上，
一阵微风拂过，
湖面忽地抖动，
荡起一抹抹微笑。
像珍珠，
被金色的、神秘的呼吸之线串成一串。

是的，这是完美的一天。
一个完美的、独一无二的时刻，
这也是一种难得的特殊礼遇。
去捕捉它，
让它成为永恒。

因为这份喜悦，
作者，再一次，
向瓦尼塔和她的父亲，
表达深深的谢意。

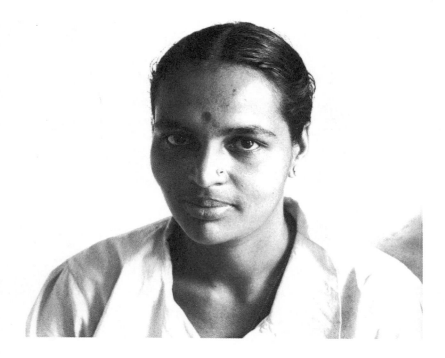

若干天之后

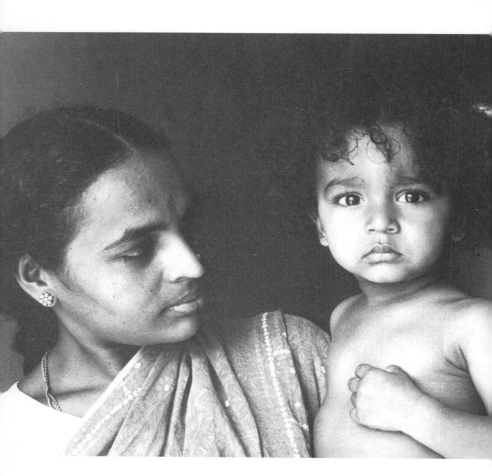

若干天之后……

那是什么时候?

一年前!

仿佛就在昨天

考特奇克(Kautchik)出生了。

当然,出生在家里,

以自然、简单的方式。

真快,的确,这无情的时间之箭飞得真快!

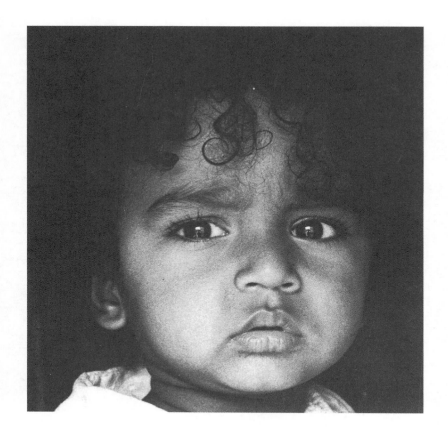

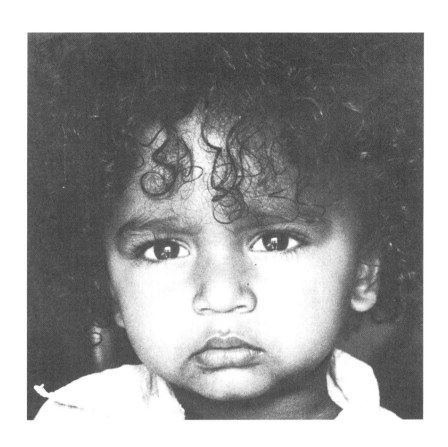

一个男孩儿，
就这样逐渐长大！

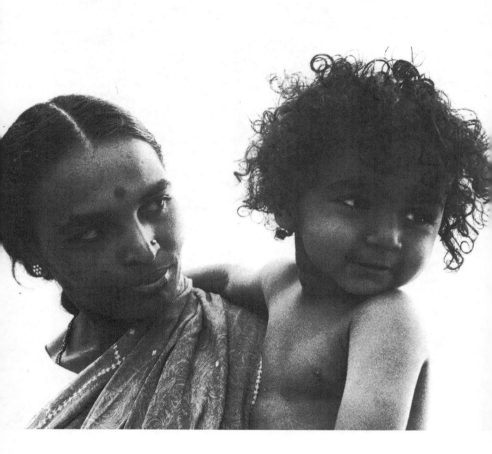

她会死吗？
不会，她会生长，生长，
直到她向外流淌。

一个少女"逝去"了。
一个宝宝降生了。
一个少女"逝去"了，
却在下一刻微笑着重生为一个母亲。

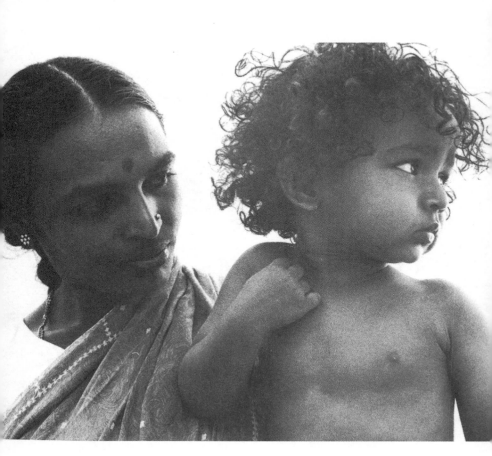

一个变成了两个——
母亲和宝宝。
爱降生了，
悲伤也降生了。

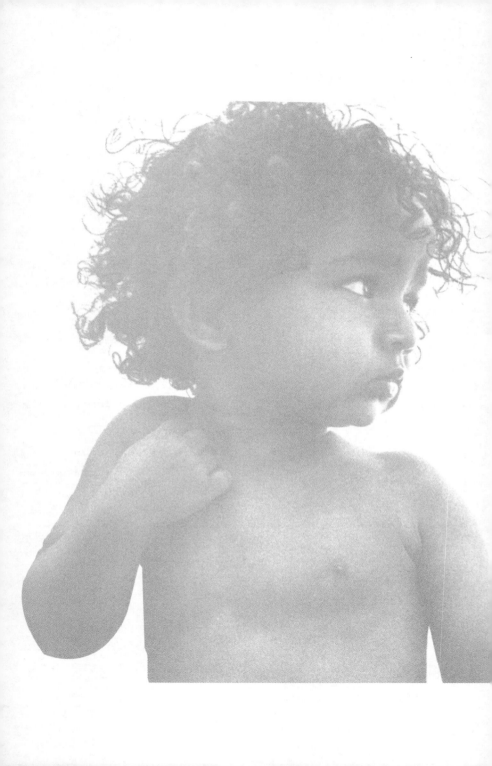

道　別

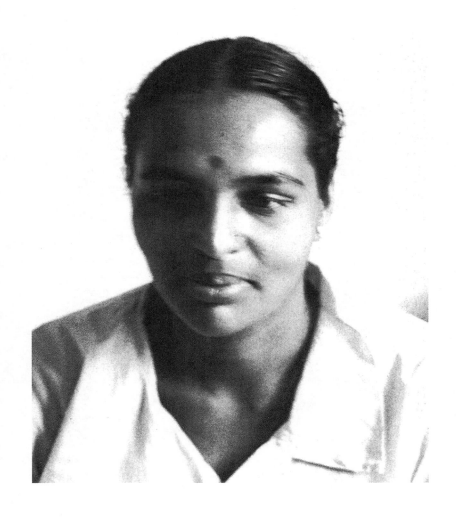

有没有一种爱可以远离悲伤？
有没有一束光不投射出阴影？
历代卓越的艺术巨匠们一直试图捕捉和呈现的，
这圆满，
它只是一场梦？
或者说，这只是他们纷乱思绪的一厢情愿？

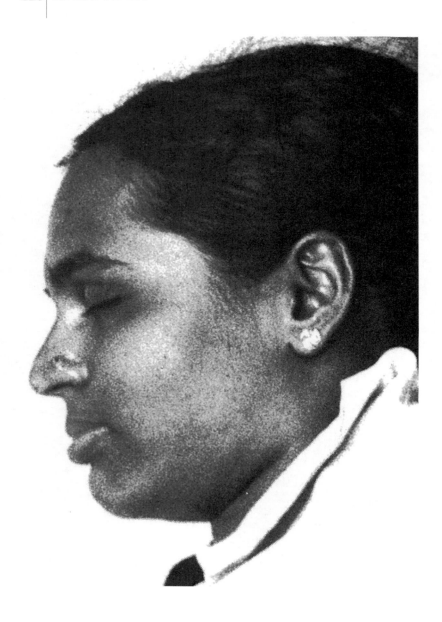

安静吧！

不，这不是梦。

未曾染浊的喜悦真的存在：

那是给予的喜悦，

无穷无尽。

像太阳一样，

像大地一样，

像每一位母亲一样。

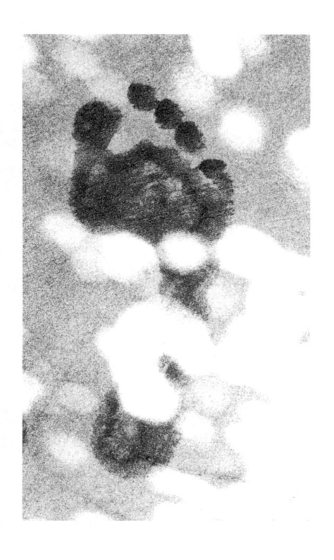

内圣外王。

译者注释

[1] 这里的英文原文如下：

"What is the matter?

Never mind.

But, then, what is mind?

It does not matter."

作者老师讲的这段"对话"实际上是一次"教导"，这种"教导"的巧妙之处暗含在英文特有的语言逻辑中，在此处则主要体现在"matter"和"mind"这两个词中。中文翻译很难将这种独属于英文的"文字游戏"完全、充分、精准地呈现，为了让读者更好地领会作者此处的深意，特将作者老师这四句"教导"的英文原文保留下来供读者参考对照。

[2] 当我们觉得一件事"要紧（重要/紧要）"的时候，精神上就会紧张，于是身体也会随之紧张。所以我们身体上的紧张，实际上是源自于精神上的紧张，因为我们在精神上赋予了某件事过多的意义，心理上过分地自我认同于某件事。既然身心是合一的，精神上紧张，身体自然也跟着紧张了。

[3] 内圣外王是中国古代伦理思想中的一种理想人格，意为内修圣人之德，外施王者之政或外务社会事功，语出《庄子·天下》

篇。"内圣"是"外王"的前提和基础，"外王"是"内圣"的自然延伸和必然结果。此语与这一段的语境高度关联，因为作者认为照片上的瓦尼塔所呈现出的外在气质，是由其内在的神圣之光所自然带来的。

[4] 此处的"出神"，英文为"trance state"，并非我们平时所说的"走神儿""跑神儿""溜号儿"等不专注状态，而恰恰是一种高度专注、临在的状态。

[5] 此处的"……"省略的是"得来的这些想法"，完整的意思是：你究竟从哪儿得来的这些想法？

[6] 出自古印度诗本著作《舞论》。

[7] 此处的"重心"指重心在地面上的映射点，即整个身体的负重点。

[8] 源自帕坦伽利《瑜伽经》Ⅱ.46、Ⅱ.47。

[9] 作者在此处的省略有戏谑的意味，即"然而现实生活中我们很少能够做到完全的，无条件的'臣服'"。

[10] 斯特拉迪瓦里小提琴是指由18世纪杰出的小提琴制造者A.斯特拉迪瓦里（Antonio Stradivari）制造的小提琴。斯特拉迪瓦里从事小提琴制造70余年，他制造的小提琴音质纯正，设计精美，做工精湛。

[11] 此处出自《庄子·田子方》："列御寇为伯昏无人射，引之盈贯。"

作者所讲，在个别细节上并非完全与原文相符，可能是作者所参考的外文译本与原文略有出入，也可能是作者在原文基础上自己做了些发挥。不过大体内容及其所阐释的道理与原文是一致的。

[12] 此处作者玩了一个文字游戏。此处的英文原文为"stop expecting"。英文中expect是"期待"的意思，但expecting除了"期待"以外，还有"怀孕"的意思。所以当作者在此处提到"stop expecting"时，对方误解为"不要怀孕"，但作者实际上要说的是"不要有期待"。

[13] 此处英文原文为"Risk is life"。本句看似逻辑不通，实则很有深意，可以有很多理解，如：
（1）风险就是生命力。（因为变化无常，所以便会有风险，而变化无常本就是生命力的象征，没有变化的、静止的事物是没有生命力的。）
（2）生命本就充满了无数的风险（变化无常）。
还可以有很多理解，读者可以自行品味、体悟。

[14] 迦比尔（Kabir），是15世纪印度的纺织工、神秘主义者、诗人。1914年，泰戈尔编选了100首迦比尔的诗歌，译成英文出版，

使迦比尔为世界各国所知。

　　原诗歌中此句应为：

The moon is within me, and so is the sun.
月亮就在我的心中，太阳也是如此。

　　作者可能记错了顺序。

翻译说明

在瑜伽方面的汉译文献中，有些关键词语出现的频次非常高，其对应的中文的翻译也非常多、非常杂。不同译者往往偏爱不同的译法，结果便是大家莫衷一是，"百花齐放"。比如mind、intelligence和wisdom这三个词，就是译法最多、最杂的几个。有些译者在翻译中可能没有注意到前后一致的问题，以及相同书籍的不同译者，或者不同书籍的不同译者所采用的译法不同，导致读者面对大量在"形"或"意"上相近的词语时困惑不已，影响了阅读体验和对文献内容的理解。

在本书的翻译中，多年来也曾深受其害的译者注意到了这个问题。然而即便如此，在处理以下几个英文词语的翻译时，译者也依然没有选择保持所谓的"形"上的一致性，即同一个英文单词务必绝对机械地对应同一个中文词语，而是选择根据这些词语在文中相应段落的具体语境和语感来保持"意"上的一致性，希望能以此给读者带来最顺畅的阅读体验，并试图通过在此补充说明的方式最大程度地减少和避免此种译法可能给读者带来的困惑。

这样的翻译原则出于这样的考虑：第一，译者认为语言和文字都是活的，而不是机械教条的；第二，在不影响内容理解的基础上须尽量保证文章的语感，即可读性，既能不破坏行文的韵律，又能不失真意。而本书的形式又类似于诗歌，那么这样做便显得更为必要了。

现特将下面5个英文词（组）在文中不同语境下所使用的不同中

文列示出来，供读者参考。（按其在文中所出现的频次高低降序排
列）：

【Mind】心，头脑，意识，精神（不包括想法、思绪、介意等
普通词意）

【Intelligence】【Wisdom】智慧，智性

【Master】上师，大师

【The perfect man】完美的人，至圣之人，最高境界的人

对于以上5个英文词（组）的词意，同一英文词（组）所对应
的不同中文翻译在本书中都做同一种理解。

希望译者的这个灵活的处理没有给读者带来困惑，也希望诸位
读者能够细细体会本书的诗歌韵味，既能领悟到它的智慧，又能感
受到它的美。相信这也是原书作者勒博耶博士所希望看到的。

如果即便已阅读过本页的说明后，以上几个词（组）的翻译依
然给读者带来了阅读上的困惑，还望海涵！

感谢诸位的理解和支持。